U0297457

针灸歌赋临床精解书系

针灸刺法灸法歌赋

临床精解

杨朝义 编著

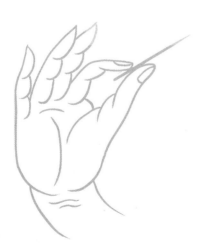

中国健康传媒集团

中国医药科技出版社

内 容 提 要

本书结合历代针灸著作，从众多歌赋中荟萃集结了实用性强的刺法、灸法内容，取其精华，通过注解、校勘及临床实践发挥运用等多方面深入精解。全书从临床实用角度出发，对《金针赋》《针法歌》《行针总要歌》等歌赋全面分析、细致探讨，对临床刺法、灸法的实践运用具有重要的指导意义。本书可作为中医药院校师生、针灸临床工作者及中医药爱好者的实用性参考用书，尤其是可作为针灸初学者的实用性入门书籍。

图书在版编目（CIP）数据

针灸刺法灸法歌赋临床精解 / 杨朝义编著 . −− 北京：中国医药科技出版社，2025.4. −−（针灸歌赋临床精解书系）. −− ISBN 978-7-5214-5200-6

Ⅰ . R245

中国国家版本馆 CIP 数据核字第 20254GW371 号

美术编辑　陈君杞

版式设计　友全图文

出版　**中国健康传媒集团** | 中国医药科技出版社

地址　北京市海淀区文慧园北路甲 22 号

邮编　100082

电话　发行：010-62227427　邮购：010-62236938

网址　www.cmstp.com

规格　710 × 1000 mm $^{1}/_{16}$

印张　9

字数　163 千字

版次　2025 年 4 月第 1 版

印次　2025 年 4 月第 1 次印刷

印刷　天津市银博印刷集团有限公司

经销　全国各地新华书店

书号　ISBN 978-7-5214-5200-6

定价　**35.00 元**

获取新书信息、投稿、为图书纠错，请扫码联系我们。

前　言

　　中医针灸学流传千年而长盛不衰，传至世界多地，诸多国家如获珍宝，非常重视，现已成为世界医学的重要组成部分。尤其时下慢性疾病多发，人们对保健养生高度重视，中医针灸学如一颗璀璨之星，向世人展现着其灿烂的光芒。针灸歌赋是历代针灸医家在长期临床实践中的智慧结晶，歌赋特点是言简意赅，朗朗上口，便于记忆，运用方便，是针灸传承发展的重要形式，与药性赋、汤头歌、脉诀等同为中医教学和临床别具特色的重要组成部分。针灸歌赋的诞生由来已久，通过大量流传下来的文献考证来看，针灸歌赋最早的记载见于宋代崇宁元年（1102年）的《琼瑶神书》。该书是一部以歌诀阐述针灸理论的专著，书中绝大部分内容以五言、七言歌诀形式写成，内容包括经络、穴位、针刺手法、运气流注、特定穴配伍及治疗处方等，共载歌诀328首。继《琼瑶神书》之后，北宋王惟一所撰的《铜人腧穴针灸图经》中也有3首针灸歌赋。歌赋的兴盛是在金元时期，如在此时期何若愚所著的《流注指微针赋》、窦汉卿所著的《标幽赋》《通玄指要赋》、席弘所著的《席弘赋》、王国瑞所著的《玉龙歌》、滑寿所著的《十四经脉气所发篇》等，皆是具有重要价值的针灸学内容，对后世针灸学的发展有着极其深远的影响，成为千古传诵的名篇。歌赋发展真正鼎盛时期是在明代，写作体裁上形式更多样，内容上更丰富多彩，歌赋数量上可谓浩瀚。如刘纯的《医经小学》、徐凤的《针灸大全》、陈言的《杨敬斋针灸全书》、高武的《针灸聚英》、杨继洲的《针灸大成》、汪机的《针灸问对》、吴崑的《针方六集》、陈会的《神应经》、张景岳的《类经》与《类经图翼》、夏英的《灵枢经脉翼》、张三锡的《经络考》、翟良的《经络汇编》等著作中皆汇集了大量的针灸歌赋。这些歌赋至今仍是针灸临床及针灸研究的重要资料，对临床有重要的指导意义，对针灸学研究有重要的科研价值。

由于歌赋多年代久远，文字晦涩难懂，词略意广，故体悟较难，钻研不易，给当今学习者造成了诸多困难，学习中难免遇到很多问题。同时由于歌赋卷帙浩繁，使得诸多的学习者茫无边际、不知所向，因此余根据临床所需，进行搜集整理，根据每首歌赋的社会背景，对写作体裁深入分析，对传抄错讹、校勘避讳等诸多的问题做了进一步的校正与相关注解，并进一步发挥临床应用，其内容并非单纯地为注解而注解，而是从临床实践出发，更贴近于临床，具有很强的实用价值。

从歌赋诞生至今为止，其数量可谓浩瀚，据山东中医药大学艾莹的《古代针灸歌赋的文献研究》显示，在45部针灸著作中共收载歌赋1497首，除去重复的有1045首，包括综合治疗类405首、经穴定位类539首、八法八穴类31首、流注针法类34首、针灸禁忌类36首。歌赋数量如此之多，平时应当学习哪些歌赋呢？这也是让人很头痛的问题，诸多歌赋让针灸初学者目不暇接，难以从头学起。笔者根据长期的临床实践，并结合针灸学基本内容，通过已出版的各类相关文献，将临床实用性强的歌赋归纳总结为三大部分，分别编撰为上、中、下三部相关著作。上部为《针灸经络腧穴歌赋临床精解》，以经络与腧穴为主要内容；中部为《针灸刺法灸法歌赋临床精解》，即本书，以针刺法、灸法、针刺运用及针刺禁忌等为主要内容；下部为《针灸治疗歌赋临床精解》，以临床治疗为主要内容。以此来分部论述符合针灸学的基本内容，也便于大家查阅。

本书汇集了实用性非常强的刺法、灸法歌赋，这些歌赋内容可谓是稀世珍品，每一篇皆是一直被广为传颂的针灸名篇。它是历代针灸临床大家宝贵经验的高度概括和总结，凝聚着医家们的智慧与心血，字字珠玑。在惜墨如金的古代，《针灸聚英》《针灸大成》等针灸专著中均以较大篇幅收录了历代歌赋，唯恐遗失，以期广为流传。近现代，数位老一辈的针灸医家对其进行了白话文的注释和校释，以便后人学习和使用。如施土生的《针灸歌赋校释》；陈璧琉、郑卓人合著的《针灸歌赋选解》；王森、赵晓梅、张兆发合著的《针灸歌赋集注》；谷世喆、齐立洁、任秀君、侯中伟合著的《针灸经络腧穴歌诀白话解》；国医大师贺普仁不仅注解歌赋，更总结了自己临床应用针灸歌赋的卓越疗效而成《针灸歌赋临床应用》。

针灸歌赋均以朗朗上口的形式记录各位医家的临证经验，合辙押韵，便于诵读，像唐诗宋词一般，韵味十足，乐于被人们传颂。而且，一经背记，终生难忘，临证就会触景脱口而出，运用自如，这些歌赋常是某些疾病的经验效穴，用之即灵，不会因忙乱而无计可施，贻误病机。古人一直将其作为学习针灸的"童子功"，一入门便大量背记。无论经络与腧穴，还是针刺法及临床治疗，系列歌赋均有较全面的概括总结。刺法、灸法是针灸临床治疗中的重要施治手段，是影响临床疗效好坏的关键，在针灸医学中占有极其重要的地位，对于针灸初学者来说十分重要，这是学习针灸的基本功。练书法必须先描红，学唱戏须有童子功，学好针灸也有最基本的功课要做，高楼大厦平地起，必须打好根基才能牢固。针灸基本功是一项重要的内容，术者持针施治，必须熟谙针灸手法，苟不识针法，犹士兵不谙枪法，焉能擒贼退敌？故针家必须熟知针法，方能发挥出针灸应有疗效。本书就是集合了历代关于刺法、灸法的经典歌赋，熟读相关的歌诀，甚至能够熟背，说来就来，从容流利，出口成章，这就是基本功。近来亦有诸多的重要文献显示，掌握一定数量的针灸歌赋对学习、使用针灸，提高针灸临床水平，可起到提纲挈领、执简驭繁、事半功倍的作用。笔者在临床就受益于此，找穴就是通过《十四经穴分寸歌》而轻松找到，各类特定穴的作用特性及运用均是通过相应的歌赋张口而来，治疗疾病常根据患者的症状随手取用相关穴位，针刺常根据歌赋之法施以相应的手法，多能效如桴鼓。

针灸歌赋秉承了古人惜言如金的特色，言简意赅，信息高度浓缩。如最为大家熟知的《四总穴歌》："肚腹三里留，腰背委中求，头项寻列缺，面口合谷收。"短短20个字，高度概括了4个常用穴的主治范围，对相应部位的病证，无论虚、实、寒、热皆可以选择使用。杨继洲将家传的针灸治疗经验以《胜玉歌》的形式总结成篇，记录于《针灸大成》中。开篇即言："《胜玉歌》兮不虚言，此是杨家真秘传。"该歌赋共收载穴位66个，涉及病种高达54个之多，用穴之精简，令人叹为观止。最关键的是，数量如此之少的腧穴，却能发挥出效如桴鼓之用，犹如中药治疗中的"经方"。针灸歌赋的运用有利于针灸医生临床经验的总结与技术的提升，也更显示了针灸旺盛的生命力，有利于针灸技术的传承与传播。由此，针灸歌赋的重要性可见一斑，大力深入研究并传承推广各类歌赋具有深远的临床意义。

本书参阅了大量的相关古今文献，在此不能一一致谢，谨向这些呕心沥血的前辈们致以最崇高的敬意！因笔者水平所限，可能对先贤诸家的思想和学术理解未尽全面，但功拙不计，仅以此慰藉吾辈弘扬针灸学术、普救含灵之苦之心。其注解中存在谬论之处，敬请各位老师及同道不吝赐教，期望能够还原歌赋本来之面貌，能够让歌赋在临床中发挥更大的作用。编写本套丛书的目的就是想唤起针灸同道对针灸歌赋的高度重视，不仅仅要很好地传承，更要从临床实践中进一步总结其中的规律，让这块璞玉大放异彩。

杨朝义

2024 年仲夏于潍坊奎文杨朝义中医门诊

目　录

第一章　金针赋

【歌赋】

观夫针道，捷法最奇。须要明于补泻，方可起于倾危。先分病之上下，次定穴之高低。头有病而足取之，左有病而右取之。男子之气，早在上而晚在下，取之必明其理；女子之气，早在下而晚在上，用之必识其时。午前为早属阳，午后为晚属阴。男女上下，凭腰分之。手足三阳，手走头而头走足；手足三阴，足走腹而胸走手。阴升阳降，出入之机。逆之者，为泻为迎；顺之者，为补为随。春夏刺浅者以瘦，秋冬刺深者以肥。更观原气厚薄，浅深之刺尤宜。

原夫补泻之法，妙在呼吸手指。男子者，大指进前左转，呼之为补；退后右转，吸之为泻；提针为热，插针为寒。女子者，大指退后右转，吸之为补；进前左转，呼之为泻；插针为热，提针为寒。左与右有异，胸与背不同。午前者如此，午后者反之。是故爪而切之，下针之法；摇而退之，出针之法；动而进之，催针之法；循而摄之，行气之法。搓而去病，弹则补虚。肚腹盘旋，扪为穴闭。重沉豆许曰按，转浮豆许曰提。一十四法，针要所备。补者一退三飞，真气自归；泻者一飞三退，邪气自避。补则补其不足，泻则泻其有余。有余者为肿为痛，曰实；不足者为痒为麻，曰虚。气速效速，气迟效迟。死生贵贱，针下皆知。贱者硬而贵者脆，生者涩而死者虚。候之不至，必死无疑。

且夫下针之先，须爪按重而切之，次令咳嗽一声，随咳下针。凡补者呼气，初针刺至皮内，乃曰天才；少停进针，刺至肉内，乃曰人才；又停进针，刺至筋骨之间，名曰地才，此为极处，就当补之。再停良久，却须退针至人之分，待气沉紧，倒针朝病。进退往来，飞经走气，尽在其中矣。凡泻者吸气，初针至天，少停进针，直至于地，得气泻之。再停良久，却须退针，复至于人，待气沉紧，倒针朝病，法同前矣。其或晕针者，神气虚也，以针补之，口鼻气回，热汤与之，略停少顷，依前再施。

及夫调气之法，下针至地之后，复人之分。欲气上行，将针右捻；欲气下行，将针左捻。欲补先呼后吸，欲泻先吸后呼。气不至者，以手循摄，以爪随（切）掐，以针摇动，进捻搓弹，直待气至。以龙虎升腾之法，按之在前，使气在后，按之在后，使气在前。运气走至疼痛之所，以纳气之法，扶针直插，复向下纳，使气不回。若关节阻涩，气不过者，以龙虎龟凤通经接气，大段之法，驱而运之，仍以循摄爪切，无不应矣。此通仙之妙。

况夫出针之法，病势既退，针气微松；病未退者，针气始根，推之不动，转之不移，此为邪气吸拔其针，乃真气未至，不可出。出之者，其病即复，再须补泻，停以待之，直候微松，方可出针豆许，摇而停之。补者吸之去疾，其穴急扪；泻者呼之去徐，其穴不闭。欲令腠密，然后吸气，故日下针贵迟，太急伤血；出针贵缓，太急伤气。以上总要，于斯尽矣。

考夫治病其法有八：一日烧山火，治顽麻冷痹，先浅后深，用九阳而三进三退，慢提紧按，热至紧闭，插针除寒之有准。二日透天凉，治肌热骨蒸，先深后浅，用六阴而三出三入，紧提慢按，徐徐举针，退热之可凭。皆细细搓之，去病准绳。三日阳中隐阴，先寒后热，浅而深，以九六之法，则先补后泻也。四日阴中隐阳，先热后寒，深而浅，以六九之方，则先泻后补也。补者直须热至，泻者务待寒侵，犹如搓线，慢慢转针。法其浅则用浅，法其深则用深，二者不可兼而紊之也。五日子午捣臼，水蛊膈气，落穴之后，调气均匀，针行上下，九入六出，左右转之，千遭自平。六日进气之诀，腰背肘膝痛，浑身走注疼，刺九分，行九补，卧针五七吸，待上行。亦可龙虎交战，左捻九而右捻六，是亦住痛之针。七日留气之诀，痃癖癥瘕，刺七分，用纯阳，然后乃直插针，气来深刺，提针再停。八日抽添之诀，瘫痪疮癞，取其要穴，使九阳得气，提按搜寻，大要运气周遍。扶针直插，复向下纳，回阳倒阴。指下玄微，胸中活法，一有未应，反复再施。

若夫过关过节，催运气，以飞经走气，其法有四：一日青龙摆尾，如扶舡舵，不进不退，一左一右，慢慢拨动。二日白虎摇头，似手摇铃，退方进圆，兼之左右，摇而振之。三日苍龟探穴，如入土之象，一退三进，钻剔四方。四日赤凤迎源，展翅之仪，入针至地，提针至天，候针自摇，复进其元，上下左右，四围飞旋。病在上吸而退之，病在下呼而进之。

至夫久患偏枯，通经接气之法，有定息寸数。手足三阳，上九而下十四，过经四寸；手足三阴，上七而下十二，过经五寸。在乎摇动出纳，呼吸同法，驱运气血，顷刻周流，上下通接，可使寒者暖而热者凉，痛者止而胀者消，若开渠之决水，立见时功，何倾危之不起哉？虽然病有三因，皆从气血。针分八法，不离阴阳。盖经络昼夜之循环，呼吸往来之不息。和则身体康健，否则疾病竞生。譬如天下国家地方，山海田园，江河溪谷，值岁时风雨均调，则水道疏利，民安物阜。其或一方一所，风雨不均，遭以旱涝，使水道涌竭不通，灾忧遂至。人之气血，受病三因，亦犹方所之旱涝也。盖针砭所以通经脉，均气血，蠲邪扶正，故曰捷法最奇者哉。

嗟夫！轩岐古远，卢扁久亡，此道幽深，非一言而可尽。斯文细密，在久习而能通。岂世上之常辞，庸流之乏术。得之者，若科之及第，而悦于心；用之者，如射之发中，而应于目。述自先贤，传之后学，用针之士，有志于斯。果能洞造玄微，而尽其精妙，则世之伏枕之疴，有缘者遇，针到病除，随手而愈。

此歌赋初载于《针灸大全》卷五，全名为《梓岐风谷飞经走气撮要金针赋》。本赋作于明代正统四年（1439年）。目前，关于其作者有两派学说。一说乃是徐凤所作，因为本赋最早见于徐凤所著的《针灸大全》中；本赋言"泉石老人著"，而"泉石"即为徐凤之别号。还有一派认为，乃是一位隐居西河号称"泉石心"的老人所著。作者于明代洪武庚仲春开始，从倪孟仲（洞玄）学习针法，翌年又从维阳和彭九思（东隐）先生学习针术。正统四年，他将倪、彭二公所传针法，结合自己临床实践，撮其精要，编纂成赋，名曰《金针赋》。因此，对其作者现尚不能准确确定。

通过本赋前面《金针赋序》（见本篇后附注），就明确了作者学医的经历、编著本赋的过程。此后，在《针灸聚英》《杨敬斋针灸全书》《针灸大成》《针灸问对》《医学入门》等医籍中均有转载，而且《针灸大成》一书中还作了详细注解。明代医家吴崑还对其内容提出了不同的见解，并修注成《修金针赋》，载于《针方六集》中。本赋是针灸史上影响深远的针刺手法专篇内容。

本赋摘录于《针灸大全》中。

【注解及运用】

观夫针道，捷①法最奇，须要明于补泻，方可起于倾危②。先分病之上下，次定穴之高低。头有病而足取之，左有病而右取之。男子之气，早在上而晚在下，取之必明其理；女子之气，早③在下而晚④在上，用之必识其时。午前为早属阳，午后为晚属阴，男女上下，凭腰分之。

①捷：此指针法简便，收效快捷。

②倾危：病情严重。倾，顷刻之间。危，危难。

③早：指午时之前，属"阳"。

④晚：指午时之后，属"阴"。午时为日中1～13时。午前、午后是阴阳转化的起点和界线。

针灸的方法简便，收效快。但须明白本篇所讲的针刺补泻手法，即《金针赋》中所论述的针刺道理，若能掌握这些针刺道理，才能使患者转危为安。根据患者病位之上下，在何部何经，再决定选穴的上下。头部有病（指在上的疾病），可取足部（指在下）的穴位；身体左边有病，可取右边的穴位（同样身体右边有病，可取左边的穴位）。男子的气机，午前在腰以上，午后在腰以下，针刺时须明白这个道理；女子的气机，午前在腰以下，午后在腰以上，针刺时要根据时间选穴。午前为早属阳，午后为晚属阴，男女阴阳气机是根据腰部分上下的。

此处的"头有病而足取之，左有病而右取之"是远道取穴的方法。上病下治、下病上治、左病右治、右病左治，这是针灸取穴最经典的内容之一，也是突显针灸的神奇之处。尤其时下针灸临床总以阿是穴为主，更值得针灸从业者认真学习、思考。

"头有病而足取之"的取穴思想来源于《黄帝内经》（以下简称《内经》）中，如《灵枢·官针》载"远道刺者，病在上，取之下，刺腑腧也"。腧穴的主治作用，如选用四肢肘膝关节以下的穴位，虽然相距脏腑较远，但有很好的治疗作用。本法取穴的理论基础是根据标本根结理论及各类特定穴的相关理论而来。通过这一系列的理论，指导施以远道取穴，即临床上病下取、下病上取的运用。一般常见病均可采用这一方法，尤其各类痛证更具疗效，具有取穴少、疗效好的特点，并多能效如桴鼓。如《肘后歌》中所载："头面之疾针至阴，腿脚有疾风府寻，心胸有病少府泻，脐腹有病曲泉针。"这类腧穴处方在后世医籍中比比皆是，《千金要穴歌》就载有"三里、内庭穴，肚腹妙中诀；曲池与合谷，头面病可彻；腰背痛相连，委中、昆仑穴；胸项如有痛，后溪并列缺；环跳与阳陵，膝前兼腋胁"。再如，《四总穴歌》中也有类似的记载"肚腹三里留，腰背委中求，头项寻列缺，面口合谷收"。此类例证不胜枚举，当值得临床高度重视。

"左有病而右取之"的取穴理论，源于《内经》中的巨刺法与缪刺法。《灵枢·官针》指出："巨刺者，左取右，右取左。"更在《素问·缪刺论篇》中记载了"邪客于经，左盛则右病，右盛则左病，亦有移易者。左痛为己，而右脉先病，如此者，必巨刺之，必中其经，非络脉也。故络病者，其痛与经脉缪处，故命曰缪刺"，即巨刺与缪刺的运用。若病在络，则致络脉闭塞不通，不得入于经而溢于大络，左右传注，故出现病气在左、症现于右，病气在右而症现于左的"奇病"，治疗应当用缪刺法。病邪在经连及脏腑时，则表现为左盛则右病，右盛则左病，或左痛未已而右脉先病等现象，治疗当用巨刺法。缪刺和巨刺都是"左病取右，右病取左"，所不同的是，缪刺应刺络，并可在络脉郁滞之处针刺出血以泻邪气，巨刺则当直刺其经。《内经》中这一条文便说明了邪客于经和邪客于络的不同治法，都是左病治右、右病治左的方法。这种"左病取右，右病取左"的理论基础是根据经络对称的原理而来。这种取穴法符合经络理论的意义，当值得临床重视。综上所述，即上病下取、下病上取、左病右取、右病左取，皆是远离患处的取穴方法，即远端取穴法。

"男子之气，早在上而晚在下，取之必明其理；女子之气，早在下而晚在上，用之必识其时"。对此，明代针灸医家杨继洲明确说明："是则卫气之行，但分昼夜，未闻分上下，男女脏腑经络，气血往来，未尝不同也，今分早晚，何所据依？"指出了男女之间气血运行规律没有什么不同之处。目前，确实还没有相关理论来说明这一点正确与否，需要同仁们进一步深入研究，明确其合理性，是否影响其临床疗效。现代著名针灸医家陆瘦燕曾指出"男女上下""午前午后"气之不同，是盛行于宋金时期理学流派之河图、洛书阴阳思想的衍化，为学术产物，有一定的道理，不可轻弃。

手足三阳，手走头而头走足；手足三阴，足走腹而胸走手，阴升阳降①，出入②之机。逆之者③为泻为迎；顺之者④为补为随。春夏刺浅者以瘦，秋冬刺深者以肥。更观原气厚薄⑤，浅深之刺犹宜。

①阴升阳降：是指将两手上举，则所有的阴经皆由下而上（手三阴经从胸走手，足三阴经从足走腹），即为阴升；所有的阳经皆向下行（手三阳经由手走头，足三阳经由头走足），即为阳降。

②出入：是从升降而言，气血按一定的规律，在体内升降出入，循环不已，上下内外，无所不至之义。

③逆之者：针刺方向与经脉运行方向相反。

④顺之者：针刺方向与经脉运行方向一致。

⑤原气厚薄：指人体形体之胖瘦、气血之盛衰。

手三阳经由手走头而行，足三阳经由头走足而行；手三阴经由胸走手而行，足三阴经由足走腹而行。当两肢上举时，六条阴经则是由下而上，六条阳经则是由上而下。阴升阳降，是气机出入的路径。逆着经络循行的方向针刺为泻法，称之为迎；顺着经络循行的方向针刺为补法，称之为随。春夏季节与瘦人宜刺浅，秋冬季节与肥人宜刺深。更须根据人体形体胖瘦、气血盛衰，决定针刺的深浅。

本段首先说明了十二经脉的循行方向。从事针灸者要先明确经络之循行方向，这是针灸学基础之基础。手三阴经循行由胸走手，手三阳经循行由手走头，足三阳经循行由头走足，足三阴经循行由足走腹，如此循环不断，周流不息。

其后讲解了迎随补泻的运用，"**逆之者为泻为迎；顺之者为补为随**"。迎随补泻法又称为针向补泻法，也叫"针头补泻""针芒补泻"，是指以针尖方向与经脉循行方向之间的逆（迎）、顺（随）关系来分别进行补泻的一种针刺补泻手法。该法始见于《内经》，《灵枢·终始》曰："凡刺之道，毕于终始，明知终始，五脏为纪，阴阳定矣。阴者主脏，阳者主腑，阳受气于四末，阴受气于五脏，故泻者迎之，补者随之，知迎知随，气可令和。和气之方，必通阴阳。"这就阐明了要知晓阴阳各经循行逆顺的关系，可以在用泻法时，迎而夺之，即迎着经气循行的方向刺入；补法是随而济之，即顺着经气循行的方向刺入，以此来调和阴阳各经之循行。《灵枢·九针十二原》又言："往者为逆，来者为顺，明知逆顺，正行无问。逆而夺之，恶得无虚，追而济之，恶得无实。迎之随之，以意和之，针道毕矣。"这句论述了逆刺与顺刺的迎随补泻。本段经文指明了迎着经脉循行的方向为往，往之义就是逆；顺着经脉循行方向为顺。故迎之义就是逆经刺，随之义就是顺经刺。

《难经·七十二难》曰："所谓迎随者，知荣卫之流行，经脉之往来也，随其逆顺而取之，故曰迎随。"说明了迎随补泻法需要根据营卫之气在经脉中往来运行的方向而定。

迎随补泻主要用于经气阻滞或经络气血亏虚所引起的病证。若针刺得气后，针下沉紧涩滞，则将针迎着经络循行刺而留之，以泻其有余；若针刺得气后，针下从容和缓，则将针顺着经络循行刺而留之，以补其不足。主要用于循经取穴，治疗经脉病证。

"春夏刺浅者以瘦，秋冬刺深者以肥。更观元气厚薄，浅深之刺犹宜"。此处强调了针刺深浅的影响因素，其理论源于《内经》。早在《内经》中就已经强调了针刺深度的重要性，如《素问·刺要论篇》曰："病有浮沉，刺有浅深，各至其理，无过其道……浅深不得，反为大贼。"此即言明了针刺必须有深浅的区分，其根据是疾病本身就有深浅之别。因此，当疾病深在，就要深刺，当疾病轻浅，就要浅刺，反之则会出现不良后果。本句来源于《标幽赋》中的"春、夏、瘦而刺浅，秋、冬、肥而刺深"。因为春气在毛，夏气在皮，秋气在分肉，冬气在骨髓。故春夏及瘦人皆浅刺，秋冬及肥人皆深刺。针刺的深浅是针刺极为关键的一点，既关乎到疗效，又关系到针刺的安全性。但影响针刺深度的因素不仅仅是上述几个方面，还与年龄、病情的轻重、疾病的部位、穴位所在的位置等因素有关。确定针刺深度的原则：既要得气，发挥作用疗效，又不能伤及脏腑组织器官。在临床应用中，必须与病情、病位、经脉循行、体质、穴位所在位置、时令等结合，灵活运用。

原夫补泻之法，妙在呼吸手指[①]。**男子者，大指进前左转，呼之为补；退后右转，吸之为泻；提针为热，插针为寒。女子者，大指退后右转，吸之为补；进前左转，呼之为泻；插针为热，提针为寒。左与右各异，胸与背不同，午前者如此，午后者反之**[②]。

①妙在呼吸手指：针刺补泻与呼吸和手指操作有着密切的关系。

②午前者如此，午后者反之：午前属阳，午后属阴，道理同前。午前男性患者照前法操作为正作用，女性为反作用；午后男子照前法操作为反作用，女子为正作用。

针刺补泻的重要方法，在于呼吸与手指的密切配合。针刺男性时，将大指向前针左转，患者呼气时进针，则为补法；大指向后针右转，患者吸气时进针，则为泻法；提针会产生热感，插针会产生凉感。针刺女性时，大指向后针右转，患者吸气时进针，则为补法；大指向前针左转，患者呼气时进针，则为泻法；插针会产生热感，提针会产生凉感。针刺左与右是不同的，胸与背是不同的，午前针刺方法是这样的，午后针刺，方法则与之相反。

《医学入门》中提出："男子午前提针为热，插针为寒，午后提针为寒，插针为热。女人反此。"目前，临床主要以提插时用力轻重和速度快慢来区别补泻。当进针达到一定深度得气后，开始提插，提时用力轻、速度慢，插时用力重、速度快为补法；提时用力重、速度快，插时用力轻、速度慢为泻法。《难经·七十六难》云"当补之时，从卫取气；当泻之时，从荣置气"，也即此意。

所谓"从卫取气"，即先浅刺天部，得气后推向深部，以收敛流散之气，故为补法。"从荣置气"，即先刺入地部得气后，引向浅处，以放散积滞之气，为泻法。《灵枢·官能》指出，补法要"微旋而徐推（插）之"，泻法要"伸（提）而迎之"。《难经·七十八难》补充为"推而内之是谓补，动而伸之是谓泻"。杨继洲进一步发挥为"从外推内而入之，阳之下为补；从内引持而出，阴之上为泻"。后世医家据此演绎为"紧按慢提"为补、"紧提慢按"为泻的操作方法。

"男子者，大指进前左转，呼之为补，退后右转，吸之为泻，提针为热，插针为寒；女子者，大指退后右转，吸之为补，进前左转，呼之为泻，插针为热，提针为寒"。此段描述了捻转补泻法的运用。捻转补泻法源于《内经》，但《内经》中捻转补泻是同徐疾、开阖、呼吸、提插、迎随等补泻方法一起论述的。如《素问·八正神明论篇》曰："泻必用方，方者，以气方盛也，以月方满也，以日方温也，以身方定也。以息方吸而内针，乃复候其方吸而转针，乃复候其方呼而徐引针，故曰泻必用方，其气乃行焉。"将捻转补泻法发展为一种独立的补泻手法，始于元代窦汉卿所著《针经指南·气血问答》，其记载"以大指次指相合，大指往上进，谓之左；大指往下退，谓之右"，明确了拇指捻针，使针体左右转动而行补泻的手法。至明代，捻转补泻手法有了较大的发展，并形成了不同的流派，比如本赋便是结合呼吸、男女、午前午后来行补泻手法。目前，捻转补泻形成共识的补泻操作：大指向前，食指向后为补；大指向后，食指向前为泻。补法的具体操作：术者与患者相面而对，针刺得气后，指力着重下沉，以患者心脏为中心，拇指、食指夹持针柄，拇指向前，食指向后，顺时针捻转，拇指用力重，食指用力轻，向心为补。泻法的具体操作：术者与患者相面而对，针刺得气后，指力轻浮向上，以患者心脏为中心，拇指、食指夹持针柄，拇指向后，食指向前，逆时针捻转，拇指用力重，食指用力轻，离心为泻。

是故爪而切之，下针之法[1]；摇而退之，出针之法[2]；动而进之，催针之法[3]；循而摄之，行气之法[4]。搓而去病，弹则补虚[5]。肚腹盘旋，扪为穴闭[6]。重沉豆许[7]曰按，轻浮豆许曰提。一十四法[8]，针要所备。补者一退三飞[9]，真气自归；泻者一飞三退[10]，邪气自避。补则补其不足，泻则泻其有余。有余者为肿为痛，曰实；不足者为痒为麻，曰虚。气速效速，气迟效迟。死生贵贱，针下皆知。贱者硬而贵者脆[11]，生者涩而死者虚[12]。候[13]之不至，必死无疑。

①爪而切之，下针之法：此为进针手法，先爪再切。爪，指甲，引申抓之

义。切，切掐，切按。爪法与切法均为针刺之前的辅助手法。爪法是指揣定穴位位置，以指甲在穴位上切一印痕或做一记号，故称为爪。切法是指进针时用左手（押手）指甲在穴位上切掐，主要以宣散气血和减轻针刺疼痛为目的。

②摇而退之，出针之法：此为出针手法，先摇再退。摇，摇动。退，退出。摇法和退法均为出针之时所用的辅助手法。摇法是出针时用手持针摇动针体，以泻实行气的一种针刺辅助方法。退法是将针由深而浅的出针法，也是出针时配合补泻的一种方法。出针时常用摇法，摇大针孔，而后结合退法，边摇边退，自内引外，缓缓出针，以引导邪气外出。

③动而进之，催针之法：此为催气手法，边推按、边行针。动，转动、摇动。进，纳入。催针，有催针下之气速至之义。动法和进法均为催气而至的辅助手法。动法是运用摇、提、按、转等动作，使针体振动、摇动，从而推动经络之气的一种催气手法。

④循而摄之，行气之法：此为行气之法，是循按、爪摄或叩击结合的方法。循，循经络按揉。摄，爪摄之义。循法和摄法均为以行气而用的辅助手法。循法是在进针前或针刺后，用手指沿针刺穴位所属的经脉，或在穴位上下、左右进行循按、叩打，以促使针下气至并循经传导的辅助手法。摄法是在进针以后，用手指在针刺穴位所属经脉上下爪摄的辅助手法。通过循按、爪摄或叩击结合的方法以催气。

⑤搓而去病，弹则补虚：此为搓与弹相结合，以加强针感和施以补虚的方法。搓，搓转，指转动针柄如搓线状朝一个方向较快转针，此为加强针感和补泻作用的一种辅助手法。弹，弹扣，指入针后，用手指轻弹针柄，使针体微微振动的一种辅助方法，促其气速至，常用于虚证得气感不明显时，多与补法结合运用。

⑥肚腹盘旋，扪为穴闭：盘旋，是指进针后，将针由地部提至人部或天部，再将针扳倒，使之与皮肤呈45°角，像推磨那样缓缓地由外而内，或由内而外旋转针身的一种手法。肚腹盘旋，是指在腹部穴位操作的一种方法，因腹部肌肉较厚且较为松软，难以得气，故常在腹部运用，以加强针感的作用。扪，按之义。这里指出针时，以手迅速按压针孔，使真气勿出，是开阖补泻法之补法。

⑦豆许：形容幅度和力度不可大，少许即可。豆，是古代重量的计量单位，十六黍为一豆，六豆为一铢。

⑧一十四法：指本赋中所提到的按、提、进、退、摇、爪、切、循、动、捻、弹、搓、盘、扪等十四种方法。

⑨一退三飞：即"一退三进"。按穴位深度分为"天、地、人"三部，施

行三进一退的补法操作，即徐疾补法时三进一退的操作方法。飞，进的意思。

⑩一飞三退：即"一进三退"。按穴位深度分为"天、地、人"三部，施行一进三退的泻法操作，即徐疾泻法时一进三退的操作方法。

⑪贱者硬而贵者脆：劳动人民腠理致密，形体丰满坚硬，针难进入；达官贵人腠理不密，形体脆弱，针易刺入。贵贱，旧指人之地位的高低。

⑫生者涩而死者虚：生者针下沉涩气易至，死者针下空虚而气不至。涩，沉涩，指有得气感。虚，空虚，指无得气感。

⑬候：静候气至的方法，也称"候气"。

因此，下针时先用指甲确定好针刺穴位的位置，再以左手拇指指甲置于被针穴位上施以切压后进针；出针的方法是先用两指持针柄适当地摇动针体，再将针由深而浅地出针。催气至的方法是边动边进，以加强针刺得气的感应，不得气者更需要催气；用手指在针穴附近沿经脉上下、左右，循按、爪摄或叩击，以加强行气的方法。转动针柄犹如搓线之状，向一个方向快速地转针，可以祛除病邪；用手指弹动针柄，促使气速至，可补虚。肚腹部行针常可用盘法，即进针得气后，将针由地部提至人部或天部，再将针扳倒，使之与皮肤呈45°角，像推磨那样缓缓地由外而内，或由内而外旋转针身的一种手法，出针时，以手迅速按住针孔，勿使气出，这是开阖补泻法之补法。将针稍向下按，即提插补泻法之补法，轻轻用力向上稍提，称之为提法。掌握了这14种针刺的方法，针刺要点就基本完备了。当需要补时，施行三进一退的补法操作，按穴位深度分为"天、地、人"三部，即徐疾补泻法时三进一退的操作方法；需要泻时，施行一进三退的泻法操作，按穴位深度分为"天、地、人"三部，即徐疾泻法时一进三退的方法。补法用来补正气的不足，泻法用来泻有余之邪气。邪气盛可表现为肿、痛之症状，被称为实证；正气虚为痒、为麻之症状，称为虚证。针刺时得气迅速则疗效迅速，针刺时得气缓慢则疗效也就慢。另外，疾病的轻重缓急，可以通过医者手下得气的感觉而知。劳动人民腠理致密，肌肉坚韧，针刺时难以进针；富贵的人腠理不密，肌肉较松弛，针刺时容易进针。针下得气，若有沉紧感时预后良好，若针下空虚则预后不良。当针下候气而气不至时，提示身体极度虚弱，为正气虚脱，预后不良。

本段系统讲解了各种针刺手法，包括进针之法、出针之法、催气之法、行气之法、行针时的各种辅助手法，以及针刺得气与补泻的作用意义。这是针灸针刺操作的基本内容，临床必须系统、全面地掌握，这是关乎针刺疗效的直接因素之一。以上内容既是针灸学的重点，也是学习的难点，故下面对此详细阐述。

进针手法是针刺的第一步。进针就是把针刺入皮下，但进针要讲究方法，若方法得当，一则提高疗效，二则可无痛。由此可见，正确的进针方法极为重要，历代医家极为重视。早在《灵枢·九针十二原》中就有记载："右主推之，左持而御之。"《难经·七十八难》言："知为针者信其左，不知为针者信其右。"《标幽赋》言："左手重而多按，欲令气散；右手轻而徐入，不痛之因。"以上几段经典的论述，均强调了左右手的相互配合与协调作用。左手为押手，以固定穴位，固定针身，或放松肌肉，右手持针而入。这是最基本的进针法，其具体操作根据不同的进针法有所不同。

出针是针刺完成的最后步骤，也是针刺治疗中的一个重要环节，出针要依法而行。《刺灸心法要诀》中言："如欲出针，须待针下气缓，不沉不紧，觉轻动滑快。方以右指捻住针尾，以左手大指按其针穴及穴外之皮，令针穴门户不开，神气内存，然后拔针，庶不至于出血。"由此可见，出针时不仅要使患者无疼痛感，更要注意根据补泻原理，应用不同的方法出针。如果出针时，不先捻动针柄，来感知是否达到补泻之目的、有无滞针，即随便强行出针，可能会使患者产生剧痛或使针孔出血。如遇到滞针时，如此出针，可能会导致不能出针，或使针具变弯，甚或断针。出针的基本手法包括捻转出针法和抽拔出针法。运用捻转出针法出针时，以左手按住穴位，右手捏住针柄，边捻转、边退针，用消毒干棉球按揉针孔。运用抽拔出针法出针时，以左手按压针孔，右手捏住针柄，把针轻巧地、缓慢地从穴位上抽拔出来，用干棉球按压针孔。出针也关乎补泻的作用，因此对于特殊要求的出针还要根据补泻的要求施以不同的方法，以达到补泻之目的。如开阖补泻法中的补法出针时要迅速按压针孔，泻法出针时要摇大针孔，切不可按压针孔。

催气法是为催动经气旺盛和运行的一种行针手法。得气是针刺取得疗效的关键，若针刺通过寻气、候气等法仍未产生得气感时，则需要采用催气法使针刺的穴位产生感应。催气法的运用，可激发经气，产生针感，并可促使针感传导，使气至病所，提高临床疗效。临床常用的催气方法有捻震催气法、指循催气法、爪摄催气法、雀啄催气法、刮针催气法、顺经取穴法、综合催气法等。

行气的目的是"气至病所""气至而有效"。行气是指针刺感应向一定的部位（主要指病所）扩散和传导的现象。通过"行气"手法以控制针感的传播方向，使针感传导至所需治疗的部位。常用的行气法：一是引气归经法。当针刺时，患者有经气偏离现象，要随时调整进针的深度和方向，以保证经气传导顺利进行。二是指向控气归经法。本法是运用针尖的方向、指按的位置，或者两者配合这三种方式来完成。三是加刺接通引气归经法。如果针感已指向病所，但仅传播一段，又停滞不前，出现此种情况，可以应用本法。四是横卧摇针法。

本法操作时，大幅度捻转针身，并把针身卧倒而摇，可使感应向一定方向传导，甚至可向更远的方向传导。

行针法是指进针后为了达到得气、行气、气至病所、补泻等目的，而施行针刺手法的过程，是针刺的重要环节之一，是针刺取效的关键因素。《内经》言："用针之类，在于调气。"行针之法，就是行真气以疏通经脉的方法。目前，针灸临床常用的行针之法有摄法、按法、努法、摇法、摆法、颤法、盘法、飞法、动法、搓法、捣法、刮法等十几种方法。摄法就是以拇指、食指、中指指甲在针刺穴位所属经络上下，按经络循行路段分段切压片刻，也可在同一经络的邻近穴位上以指代针按切腧穴。按法是指通过手指按压针柄、腧穴上下，来控制针感方向和加强针感的一种针刺辅助手法。包括按经络腧穴法、按针柄法、按压行气法、按针下插法四种方法。努法又称弩法，是指针刺得气后通过手指的配合使针身弯曲成弩弓之状，然后向某一方向按压针体的一种针刺辅助手法。摇法是指出针时摇动针体，使针孔扩大，以泻实行气的一种针刺辅助手法。摆法是指针刺得气后将针提起少许，并左右摇摆的一种针刺辅助手法，与摇法相似。颤法又名震法，是以手指颤动针身以催动经气的一种针刺辅助手法。盘法是专为肚腹等肌肉丰盈部位而设的一种针刺辅助手法，具体操作方法：将针扳倒，使针身倾斜一定角度而盘旋针体。飞法是指用右手拇指、食指捏住针柄，细细搓针，不必分左右，然后张开二指，一捻一放，一合一张，连续搓捻数次，如飞鸟展翅之状的一种针刺辅助手法。动法是指将针身横卧而进行摇、提、捻的操作，使针体微微振摇的一种针刺辅助手法。搓法是指将针柄朝一个方向捻转，如搓线状，使肌纤维适度缠绕针体，利用其牵拉作用，激发经气，加强补泻作用，追求出现凉、热针感的一种针刺辅助手法。捣法是指在进针原位，通过腕关节的屈伸而进行大幅度快速提捣的一种针刺辅助手法。刮法是用左手拇指、食指扶住针身下端，右手拇指抵住并施压针柄顶端，用右手拇指或中指的指甲自下而上反复刮动针柄；或用右手拇指、中指夹扶针身，用食指爪甲自上而下刮动针柄。

且夫下针之先，须爪按重而切之，次令咳嗽一声，随咳下针。凡补者呼气，初针刺至皮内，乃曰天才；少停进针，刺至肉内，乃曰人才；又停进针，刺至筋骨之间，名曰地才，此为极处，就当补之。再停良久，却须退针至人之分，待气沉紧，倒针朝病。进退往来，飞经走气，尽在其中矣。凡泻者吸气，初针至天，少停进针，直至于地，得气泻之。再停良久，却须退针，复至于人，待气沉紧，倒针朝病，法同前矣。其或晕针者，神气

虚也，以针补之，口鼻气回，热汤与之，略停少顷，依前再施。

因此，下针之时先用指甲置于被针穴位上，用力掐之，然后令患者咳嗽一声，随着咳声进针。凡用补的方法，需在患者呼气时进针，开始针刺至皮内，即进针上 1/3，在腧穴深度的浅层，称为天才；稍微停留一下进针，刺入肌肉内，即进针中 1/3，在腧穴深度的中层，称为人才；再稍停留一下进针，刺入筋骨间，即进针下 1/3，在腧穴深度的深层，称为地才，这是最底部的位置，可以用补法。再留一段时间，须将针退至中层人部的位置，待针下有沉紧的感觉时，将针尖转向病所。再行手法进退，传气到达病所，则飞经走气的妙法都在其中了。凡用泻的方法，需在患者吸气时进针，初针至天才，稍停一会儿，将针直接进针至地才，即筋骨之间，得气以后，行泻法。再停留较长的一段时间，须退针，再至人才，待针下有沉紧的感觉，将针朝向病所，方法同前。如果有晕针的患者，多是神气虚的缘故，可用毫针补法，待口鼻呼吸平稳，及时饮用热水，待稍休息片刻之后，再按照之前的治法继续施术。

本段主要讲述了两个方面的问题，一是针刺时先揣穴，再随咳进针；二是三才针法的补泻运用。"揣穴"就是找穴位、定穴位，方法是通过"审、切、循、扪、按"等方法得以实现。在这里重点讲的是切法。切法是指在进针前以指甲在腧穴周围掐切、按揉片刻，使气血宣散的一种针刺辅助手法。其最早见于《素问·离合真邪论篇》中，明代杨继洲《针灸大成》中详细论述了该法的操作，载曰："爪而下之，此则《针赋》曰：左手重而切按，欲令气血得以宣散，是不伤于荣卫也。右手轻而徐入，欲不痛之因，此乃下针之秘法也。"再就是随咳进针，其法最早见于窦杰的《针经指南》，其有两个作用：一是转移患者注意力，缓解患者对针刺的恐惧，减轻进针时的疼痛，避免晕针；二是咳嗽可以宣散气血，提高疗效。

三才针法是指针刺时用来划分进针深度的针法。其法是以皮内为"天"，肉内为"人"，筋骨间为"地"。三才，实际上就是浅、中、深三部。临床应用，一般已不严格按"皮""肉""筋"的不同组织来分层，只是将较深的穴位作相对的划分。如一寸半的穴位，即以五分（上 1/3）为天，一寸（中 1/3）为人，一寸半（下 1/3）为地。肌肉浅薄的穴位不适用分层补泻。早在《内经》中已有分层进针的论述，称作"三刺"。即"一刺"通过皮肤（绝皮），为浅部；"再刺"到达肌肉（绝皮至肌肉），为中部；"三刺"进入筋肉之间（已入分肉之间），为深部。《灵枢·终始》云："一刺则阳邪出，再刺则阴邪出，三刺则谷气至。"因皮肤为阳分，主要是卫气所行，刺之可出阳邪；皮下为阴分，主要是营气所行，刺之可出阴邪；筋肉之间则为谷气所行，是针刺调气的主要部位。谷气、营气、卫气分布于不同深度，说明针刺可以在不同的深度候气，或候浅层的气，或候中层的气，或候深层的气。

及夫调气之法，下针至地之后，复人之分。欲气上行，将针右捻；欲气下行，将针左捻。欲补先呼后吸，欲泻先吸后呼。气不至者，以手循摄，以爪随（切）掐，以针摇动，进捻搓弹，直待气至。以龙虎升腾之法[1]，按之在前，使气在后，按之在后，使气在前。运气走至疼痛之所，以纳气之法[2]，扶针直插，复向下纳，使气不回。若关节阻涩，气不过者，以龙虎龟凤通经接气[3]，大段之法，驱而运之[4]，仍以循摄爪切，无不应矣。此通仙之妙。

①龙虎升腾之法：又称为龙虎飞腾、龙虎升降法，是一种导气法。使用此手法可使经气上行下达，似龙飞虎腾之象，故名。本法的操作是先要保持针体垂直不动，欲使经气上行，刺手将针稍微上提，针尖略向上，同时用押手拇指轻压针后；反之，欲使经气下行，刺手将针稍微上提，针尖略向下，同时用押手食指轻压针前。如此，经气上行似龙飞升天，经气下行似虎腾下山。这样可将经气上行下达，输送到病所。本法的功用是利用押手的动作，控制经气传导的方向，或向上或向下运行，使气最终达于病所，临床多用于"通过关节""通经接气"之法中，适用于经气郁滞不畅所致之病证。

②纳气之法：纳气之法即纳气法，与下文中的抽添法是同法。本法是将捻转、提插、呼吸补泻结合起来操作的一种复式针刺手法。操作时先将针刺入腧穴内，紧按慢提九次，待针下气至后转换手法，随呼气向下按针，边捻边插，就是添；随吸气向上提针，边转边提，就是抽。一添一抽，反复行之，即为抽添法。

③龙虎龟凤通经接气：龙虎龟凤，即"青龙摆尾""白虎摇头""苍龟探穴""赤凤迎源"四法，合称为"通经接气四法"。

④大段之法，驱而运之：龙虎龟凤四法，有向远处病所行气的作用，可作通经接气之用。段，远。

施以调气的方法，一般先针至地才后，再提针至人才。若要使气上行，则将针向右捻，若要使气下行，则将针向左捻。要施以补法，则令患者先呼后吸，配合进针出针；反之要泻，则令患者先吸后呼。若气不至，要用手循经扣摄，用指甲切掐皮肤，或将针摇动，或用提、插、捻、搓、弹等各种手法，直到气至。用龙虎升腾的行气手法，如果用手按在针前，可使气向后行，如果用手按在针后，可使气前行。若要使气到达疼痛的地方，可用纳气的方法，将针下插，使气不散。如果关节阻塞，使气不能通过，这时用"青龙摆尾""白虎摇头""苍龟探穴""赤凤迎源"四种手法，从而通经接气，使气通过关节，这是大段手法，使用这些手法，再配以循、摄、爪、切等手法，不会没有效果，这是非同一般的玄妙之法。

本段描述了以上几种非常重要的行针法，其中包括飞经走气四法（青龙摆尾、白虎摇头、苍龟探穴、赤凤迎源）、龙虎升腾法和补泻针法中的呼吸补泻法。下将这几种方法的内容分别概括论述。

"飞经走气"四法是指青龙摆尾、白虎摇头、苍龟探穴、赤凤迎源四种方法。四法主要用于"关节阻塞，气不过者"，通过运用这些手法可以促使经气通过关节而至病所，是临床常用的行气手法。但是后世医家对这四种针法的操作多有不同的见解，笔者在临床常用张智龙老师的手法，具有易操作而实效的特点。

青龙摆尾法：在得气、守气的基础上，意守针尖，刺手的拇指、食指持住针柄，保持针体垂直不动，中指指腹按于针身上1/3处，均匀、轻微、缓慢、连续不断地拨动针身，使针尖在腧穴内微微摆动，似青龙摆尾之状，一呼一吸4次，连续3~5个呼吸。这样就可将经气输送到病所，患者的症状随之缓解。其要点：行针时，针尖斜向病所，然后向两边慢慢摆动针尾，一左一右，摆动九次或三九二十七次，以加强感应的传导，达到催气、运气的目的。

白虎摇头法：在得气、守气的基础上，意守针尖，刺手的拇指、食指持住针柄，保持针体垂直不动，中指指腹与无名指指背夹持住针身，用腕力上下、左右，均匀、轻微、缓慢、连续不断地摇摆针柄，则针柄摆动，一呼一吸4次，连续3~5个呼吸。这样就可将经气扩散到针刺处的上下、左右，患者则自觉针感向上下、左右扩散。其要点：行针时，扶起针尾，以针头轻转，像摇铃样振摇六次或三六十八次，主要借摇动来加强感应。气行后可结合按压法：欲气前行，按之在后；欲气后行，按之在前。

苍龟探穴法：在得气、守气的基础上，意守针尖，刺手的拇指、中指持住针柄与针身交界处，保持针体垂直不动，快速地稍微将针上提，稍停片刻，再缓慢着力将针向下探推，保持3~5个呼吸。这样就可将经气推动到病所，使患者病症随之减轻。其要点：行针时，斜倒针头，向上、下、左、右的不同方向作三进一退的"钻剔"，即在不同的深浅部位，向不同方向进行探导，以获得感应。

赤凤迎源法：在得气、守气的基础上，意守针尖，刺手的拇指、食指持住针柄，中指、无名指、小指微曲，保持针体垂直不动，轻微、缓慢地将针上提，稍停片刻，再用腕力连同中指、无名指、小指微伸，带动针体着力，向上下、左右下插。如此上提下插，中指、无名指、小指有节奏地微曲微伸，持续 3 ~ 5 个呼吸。这样就可将经气输送到病所，从而使患者病症随之减轻。其要点：行针时，先进针插至地部，后提至天部，使针得气后摇动，复插入人部，随后上下、左右快速捻转，一捻一放，犹如"展翅"。病在上部，当吸气时右转提针；病在下部，当呼气时左转插针。也可配合刮针柄法，以达到催气的目的。

上述四法，一是浅部摆动，二是深部摇振，三是四周钻剔，四是上下飞旋，用这些方法驱运气血，还须配合循、摄、按、切等辅助手法以促使气行，故称通经接气四法。

呼吸补泻法：是指根据呼气和吸气的不同阶段进针或出针，来执行补泻的一种针刺手法。该法最早记载见于《内经》中，《素问·离合真邪论篇》曰"吸则内针……候呼引针，呼尽乃去……故命曰泻""呼尽内针……候吸引针，气不得出……故命曰补"。说明吸气进针候气，再吸气捻针，呼气时退针，使邪气排出为泻。施以补法时，除了配合扣、循、切、按、弹、抓等辅助导气手法外，呼气时进针候气，再吸气时退针，使神气存为补。本法的具体操作：以患者鼻吸气、口呼气为自然呼吸状态。补法是在呼气时进针，针刺得气后，呼气时向下插针，吸气时向上提针数次，最后在吸气时出针。泻法是在吸气时进针，针刺得气后，吸气时向下插针，呼气时向上提针数次，最后在呼气时出针。

况夫出针之法，病势既退，针气微松；病未退者，针气始根，推之不动，转之不移，此为邪气吸拔其针，乃真气未至，不可出。出之者，其病即复[1]，再须补泻，停以待之，直候微松，方可出针豆许，摇而停之。补者吸之去疾，其穴急扣[2]；泻者呼之去除，其穴不闭[3]。欲令腠密，然后吸气，故曰下针贵迟，太急伤血；出针贵缓，太急伤气。以上总要，于斯尽矣。

①复：复发。

②扣：按压。

③不闭：此指不按压穴位。闭，关闭。

出针的方法如下。如果病邪已解、已退，针下就会感觉松滑；如果邪气未退，那么针下感觉沉紧涩滞，推之不动，转之不移，这是因为邪气吸拔针身，是真气未至，此时不可强出针，如果强出针可致疾病复发。正确的方法是再行补泻手法，要留针一段时间，直到针下松动时，才可缓缓出针，出针不可过快，先将针稍出一点，再摇动针体感知针下感觉，然后出针。施以补法时，在患者吸气时急出针，并迅速按压其穴，这是呼吸补泻、徐疾补泻与开阖补泻三者出针"补法"的操作；施以泻法时，在患者呼气时缓慢出针，不按压穴位，这是呼吸补泻、徐疾补泻与开阖补泻三者出针"泻法"的操作。要使腠理致密，然后配合呼吸调理气机。所以说下针要慢，太快可伤血；出针要缓，太快可伤气。以上是针灸总的纲领。

本段详细地讲解了出针的具体操作。出针看似简单，但是操作有一定的步骤，出针一定要依法而行，这对治疗有重要的作用，因此临床必须按照相关的步骤施以操作。时下，诸多的针灸临床者对此极不重视，扎针如"插秧"，出针如"拾豆"，这是目前对诸多针灸从业者的一个真实写照。何时出针？如何出针？是快出针还是慢出针？这要根据治疗的需求及目的来决定。在后面讲解了常用的复合补泻出针法，非常实用。补法出针：在吸气时快出针，并迅速按压穴位，这是呼吸补泻、徐疾补泻及开阖补泻三者出针补法的运用。泻法出针：在呼气时慢出针，切不按压穴位，这是呼吸补泻、徐疾补泻与开阖补泻三者出针泻法的运用。

考夫治病其法有八[①]：一曰烧山火，治顽麻冷痹，先浅后深，用九阳[②]而三进三退，慢提紧按，热至紧闭，插[③]针除寒之有准。

①其法有八：针刺的手法有八种，分别是烧山火、透天凉、阳中隐阴、阴中隐阳、子午捣臼、龙虎交战、进气法与留气法、抽添法八种。

②九阳：施针时用"九六补泻"的九阳数，操作9次，即"烧山火"在"三进"时，必须分别在天、人、地三部依次用提插补法，"慢提紧按"9次。

③插：此处应是"出"之误。有了热感，出针之后才能紧闭其穴，故是"出"而非"插"。

治病有八种手法。一是烧山火法，可治疗顽麻冷痹。操作时要先浅后深，行九阳之数，三进三退，分天、人、地三层进行，在每层行慢提紧按的补法九次，待针下热至，应当出针，迅速按压其穴位，可除寒邪。

烧山火的具体操作：患者呼气时先浅入针，得气后再行三进一退（分三部进针，先天，次人，后地，一次退针，要徐进疾出），紧按慢提（插针较重，提针较轻），行九数（反复施术三次，九数为补）。呼气进针（施术过程中，凡是进针，均令患者呼气），吸气出针（施术过程中，凡是退针，均令患者吸气），出针扪穴（出针后立即扪按针孔，勿使正气外泄）。

二曰透天凉，治肌热骨蒸，先深后浅，用六阴[①]而三出三入[②]，紧提慢

按，徐徐举针，退热之可凭。皆细细搓之，去病准绳。

①六阴：施针时用"九六补泻"的六阴数，操作6次，即"透天凉"在三退时，必须也在地、人、天三部依次用提插泻法，"紧提慢按"6次。

②三出三入：指透天凉的"一进三退"反复操作3次而成为一个操作程序。

二是透天凉法，能治疗肌热骨蒸。操作时要先深后浅，行六阴之数，三退三进，分三层行紧提慢按的手法六次，然后慢慢将针提至天部，以此法可退热。仔细揣摩，以上操作可作为透天凉手法治病的基本准则。

透天凉的具体操作：患者吸气时先深入针，得气后一进三退（一次进针至地部，分三部退针，先地，次人，后天，要疾进徐出），紧提慢按（提针时较重，插针时较轻），行六数（反复施术三次，六数为泻）。吸气进针（施术过程中，凡是进针，均令患者吸气），呼气出针（施术过程中，凡是提针，均令患者呼气），出针时亦令患者呼气，不扪孔穴（出针后，不扪按针孔，令邪气外出）。

三曰阳中隐阴[①]，**先寒后热，浅而深，以九六之法**[②]，**则先补后泻也。**

①阳中隐阴：因本法以补为主，补中有泻，故名"阳中隐阴"。

②九六之法：指阳中隐阴，先行9数而后行6数，故称九六之法。

三是阳中隐阴法，用于治疗先寒后热之病证。操作时分浅深两层进行，先在浅层行补法，施以紧按慢提九数；再进入深层行泻法，再施以紧提慢按六数，这是先补后泻的方法。

阳中隐阴又称为阳中之阴，是运用徐疾补泻的补法（二部进针，一次退出，徐进疾出）结合提插补泻组成（先用补法后用泻法）。这种针法，总体是以补为主，顺序是先补后泻，适用于先寒后热或虚中夹实的病证。具体操作方法：先进针5分，紧按慢提9次，再进针1寸，慢按紧提6次。

四曰阴中隐阳[①]，**先热后寒，深而浅，以六九之方**[②]，**则先泻后补也。补者直须热至，泻者务待寒侵，犹如搓线，慢慢转针。法其浅则用浅，法其深则用深，二者不可兼而紊之也。**

①阴中隐阳：因本法以泻为主，泻中有补，故名"阴中隐阳"。

②六九之方：指阴中隐阳，先行6数而后行9数，故称六九之方。

四是阴中隐阳法，用于治疗先热后寒之病证。操作时分浅深两层进行，先在深层行泻法，施以紧提慢按六数；再退到浅层行补法，再施以紧按慢提九数，这是先泻后补法。施用九阳数补时，须与能产生热感的手法结合；施用六阴数泻时，应和能产生凉感的手法结合。提插补泻若与九六补泻法结合，这是产生寒热感的关键。施行九阳数时应"慢提紧按",行六阴数时应"紧提慢按"。阳中隐阴、阴中隐阳与烧山火、透天凉一样,可在紧按时结合左转针,在紧提时并施右转针,以加强产生寒热感的效应。阳中隐阴应先在浅层行补法,后在深层行泻法。阴中隐阳应先在深层行泻法,后在浅层行补法。阳中隐阴和阴中隐阳二法不能同时兼用,不能含糊不清而致混乱。

阴中隐阳又称为阴中之阳,是运用徐疾补泻之泻法(一进二退,疾进徐出),结合提插补泻法组成。这种针法总体是泻多于补,顺序则是先泻后补。本法适用于先热后寒或实中有虚的病证。具体操作方法:先进针1寸,慢按紧提6次,再退至5分处,紧按慢提9次。

五曰子午捣臼①,水蛊膈气,落穴之后,调气均匀,针行上下,九入六出②,左右转之,千遭自平③。

①子午捣臼:本法为提插、捻转手法相结合的复合式手法。"子"为夜半,"午"为正午,此处的"子午"乃借时间之环周运转来比喻手法之左右捻转。"捣臼"为古时用杵舂米之状,借以比象手法之提插。

②九入六出:是"三才进退"针法中"三进二退"为补之法,反复操作三度的操作方法。

③千遭自平:子午捣臼的操作是进针后,将腧穴深度分为三层,先在天部施"慢提紧按"三次,每次行针二十七数,三次行针而成八十一数,并在"紧按"时结合左转;次进至人部提插、捻转亦如前;最后进至地部,再操作如前。这是"三进"的过程。然后将腧穴分为两层,先在深部施"紧提慢按"两次,每次十八数,两次行针而成三十六数,并在"紧提"时结合右转,再退至浅部,施术同前。这是"二退"的过程。"三进二退"是为一度,如此三度,为"九进六退",即"九入六出"。每度中"慢提紧按"兼"左转",行针36×2,共72次,计315次。三度行针则为315×3,共945次,接近"针捻千遭"之数,故曰"千遭自平"。

治病八法之第五法是子午捣臼法,主要治疗水肿、鼓胀之疾。即针刺穴位为调摄阴阳二气,上下提插,如杵捣臼,反复操作,使气调匀,将针上下捣动,运用"三才进退"针法中"三进二退",反复操作三度的操作方法。结合提插、捻转基本手法施以补泻,施针千次,病自愈。

本段讲解了子午捣臼法。这一方法是综合了提插、捻转、九六等补泻手法而形成的一种综合补泻手法,其作用为调和阴阳、疏调经脉、疏通气血。本法具体操作方法:进针后,先紧按慢提,左转九数,后紧提慢按,右转六数,如此反复操作。

六曰进气之诀[①]，**腰背肘膝痛，浑身走注疼**[②]，**刺九分，行九补**[③]，**卧针**[④]**五七吸**[⑤]，**待气上行。亦可龙虎交战**[⑥]，**左捻九而右捻六，是亦住痛之针。**

①进气之诀：即"进气法"，又称"运气法"。

②走注疼：行痹的别称，俗称为鬼箭风。此指游走性疼痛。

③刺九分，行九补：针刺操作中刺入九分，即"天部"，然后行"九阳之数"，以引天部之阳气入。

④卧针：扳倒针身横卧。

⑤五七吸：有意识地用鼻吸气5～7次。

⑥龙虎交战：此处乃借龙虎比象针柄之左右捻转。所谓"龙虎交战"，即为针刺得气后针柄向左右交替捻转的手法。"龙"为青龙，乃东方星象之征，方向在左；"虎"为白虎，乃西方星象之征，方向在右。

针刺治病八法之第六法是进气法，主要用于治疗腰背肘膝痛或周身游走性疼痛。操作时将针刺入穴位深层九分处，得气后在该处行提插补法，即紧按慢提9次，待阳气至时，再将针卧倒，针尖朝向病所，并嘱患者连续、有意识地用鼻吸气5～7次，留针片刻，催气上行，待气至病所后，再缓慢出针，迅速按压针孔。也可采用龙虎交战手法，即左捻九而向右捻六的操作，这也是一种很好的止痛针法。

进气之法由提插、六九、针芒行气等组成，有宣通经气、止痛的作用，适用于经脉壅滞所致疼痛病证。具体操作：进针后，紧提慢按，行六阴之数，待针下气满，再将针卧倒，针尖朝向病所方向，令患者鼻吸气五口或七口，使气达病所，然后退出针。

龙虎交战是以捻转补泻中的一补一泻，结合九六数，以及提插、阴中隐阳、阳中隐阴、青龙摆尾、白虎摇头等组成的一种复合补泻手法。该法是通过顺经捻转和逆经捻转，以推动或牵制经气的运行。具体操作方法：进针得气后，向左转九次或九的倍数（左为龙、为阳、为补），后向右捻转六次或六的倍数（右为虎、为阴、为泻），反复施术。此法是先龙后虎交替往复，故称龙虎交战。具有疏通经气、止痛之功，可用于一切疼痛较剧的病证。

七曰留气之诀[①]，**痃癖**[②]**癥瘕**[③]，**刺七分，用纯阳**[④]，**然后乃直插针，气来深刺，提针再停。**

①留气之诀：亦称为"留气法"，又称"流气法"。

②疝（xuán）癖（pǐ）：脐腹部或胁肋部有癖块的泛称。疝是积在脐周而言，有条状物隆起，大小不一，或痛或不痛；癖指积块隐匿于两胁肋之间。

③癥（zhēng）瘕（jiǎ）：腹中结硬块的病。腹内痞结聚散无常，痛无定处称瘕；坚硬不移，痛有定处者称癥。

④纯阳：行九阳之数。

治病八法之第七法是留气法，又称为"流气法"，常用于治疗疝癖、癥瘕、痞块一类的疾病。操作时将针刺入穴位中层七分深处，紧按慢提，行九阳（纯阳）数，待气至之后，再继续将针刺至1寸处，行纯阴之数，再微提微插，如此为一度。

留气法是由提插、徐疾、九六数组成的一种综合补泻法。其作用是消瘀破气、祛邪扶正，适用于五积、六聚、七癥、八瘕等疾病的治疗。留气法的操作特点是将腧穴深度按七三分层，先七后三。在七分中用补，提插幅度较大，是谓"大补"；在三分中用泻，提插幅度较小，是谓"小泻"。用大补以助阳气，施以小泻以散阴邪，气行则血行，气温则血滑，阳气布阴霾自散，故有行气消瘀散积的作用。本法具体操作：先进针七分，紧按慢提九数，得气后进入一寸处，紧提慢按六数，如此反复进行。

八曰抽添之诀[①]**，瘫痪疮癞**[②]**，取其要穴，使九阳得气，提按搜寻，大要运气周遍，扶针直插，复向下纳，回阳倒阴。指下玄微，胸中活法，一有未应，反复再施。**

①抽添之诀：即"抽添法"，又称"中气法""纳气法"。因本法操作时要浅、深、上、下提插搜寻，一提再提，一按再按，故名"抽添"。抽，上提；添，按纳。

②癞（lài）：恶疮，顽癣。

治病八法之第八法是抽添法，也是八法之最后一法，主要用于治疗瘫痪疮癞顽疾。取用治疗的主穴，施用九阳之数，使之得气。进针后先提插或捻转九阳数促使其得气，再向周围做多向提插，然后再向下直刺按纳，此针法能回阳倒阴。以上针刺"治病八法"（烧山火、透天凉、阳中隐阴、阴中隐阳、子午捣臼、龙虎交战、进气法与留气法、抽添法）所用要旨在于指下功夫，以及心神之灵活运用，如果用之未能取效，可以反复操作，以达到治疗目的。

抽添之法又称为中气法、纳气法，以运气法为基础，由九数或六数、提插、针芒行气等组成。在主要穴位上先行进气法，根据病情之虚实，或用九阳数紧按慢提先补，或用六阴数慢按紧提先泻，待已补而实，以泻而虚，真气大至之时，即卧倒针身，指向病所，催送经气上行，然后扶针直插，静留片刻，如此反复施术。具有行气除积的作用，主要用于治疗痿痹、偏枯、积聚之证。

若夫过关过节，催运气①，以飞经走气②，其法有四：一曰青龙摆尾③，如扶舡舵，不进不退，一左一右，慢慢拨动。二曰白虎摇头④，似手摇铃，退方进圆⑤，兼之左右，摇而振之。三曰苍龟探穴⑥，如入土之象⑦，一退三进，钻剔⑧四方。四曰赤凤迎源⑨，展翅之仪，入针至地，提针至天，候针自摇，复进其元⑩，上下左右，四围飞旋。病在上吸而退之，病在下呼而进之。

①催运气：针刺催气、运气手法。对于关节阻塞、经络气血壅滞、痹阻不通的病证，或针刺感应不能通达关节者，可以用此法来通行血气。

②飞经走气：即指"通经接气四法"，包括青龙摆尾、白虎摇头、苍龟探穴、赤凤迎源四种复式刺法的合称，简称"龙虎龟凤"。

③青龙摆尾：该法操作以摆动针柄为主，犹似龙尾摆动之状，故称之为"青龙摆尾"，又称"苍龙摆尾"。

④白虎摇头：该法操作以提插、捻转并摇动针柄为基本术式，犹如老虎摇头之状，故称之为"白虎摇头"，又称"赤凤摇头"。

⑤退方进圆：古代认为天圆地方，在此用于补泻手法。指的是退为泻，进为补，即左摇为圆，右摇为方。

⑥苍龟探穴：该法操作犹如乌龟入土之状，缓缓进退，四处钻剔探穴，故名"苍龟探穴"。

⑦入土之象：即指苍龟探穴手法。因针向四方斜刺，像苍龟入土一样，故名。

⑧剔（tī）：按之义。

⑨赤凤迎源：该法操作犹如赤凤展翅飞旋之状，故名"赤凤迎源"，又称"凤凰展翅"。

⑩复进其元：再次进针至人部。

针刺时，如果要使经气通过人体关节，往往不易取得，此时应当运用具有通行血气、去壅决滞作用的催气运气方法。使气至病所，常运用通经接气四法，分别是青龙摆尾、白虎摇头、苍龟探穴、赤凤迎源。

一是青龙摆尾法。因为本法操作以摆动针柄为主，犹如龙尾摆动之状，故名为"青龙摆尾"，又称"苍龙摆尾"。进针得气后，将针从深层提至浅层，并停留于浅层，执住针柄不进也不退。然后扳倒针身，以针尖指向病所，执之不转，向左右慢慢地拨动，如扶船舵。

二是白虎摇头法。因本法操作以提插、捻转并摇动针柄为基本手法，犹如老虎摇头之状，故名为"白虎摇头"，又称"赤凤摇头"。本法操作以提插、捻转并摇动针柄为主。将针刺入后，直刺到达穴位的深部，得气后用手指拨动针体，使针体快速地左右摇动，犹如用手摇铃一般。

三是苍龟探穴法。因本法操作犹如乌龟入土之状，缓缓进退，四处钻剔，故名"苍龟探穴"。本法操作是在直刺进针得气后，自穴位深层（即地部）一次退针至穴位浅层（即天部），两手指扳倒针头，依先上后下、自左而右的顺序斜刺进针，变换针尖方向，向四处钻剔探穴（分别向上钻剔一下，向下钻剔一下，向左钻剔一下，向右钻剔一下），如入土之象。

四是赤凤迎源法。因本方法操作犹如赤凤展翅飞旋之状，故名"赤凤迎源"，又称"凤凰展翅"。本法操作是先进针刺入穴位深层（即地部），再退针至穴位浅层（即天部），待针下得气，针体摇动时，即插针至穴位中层（即人部），然后用提插、捻转法施术，边提插、边捻转。每捻一次，离针柄一次，一捻一放，如凤凰冲风，展开翅翼上下左右滑翔，在四周盘旋摇动。

至夫久患偏枯，通经接气之法，有定息寸数。手足三阳，上九而下十四[①]**，过经四寸；手足三阴，上七而下十二**[②]**，过经五寸。在乎摇动出纳，呼吸同法，驱运气血，顷刻周流，上下通接，可使寒者暖而热者凉，痛者止而胀者消，若开渠之决水，立见时功，何倾危之不起哉？虽然病有三因，皆从气血，针分八法**[③]**，不离阴阳。盖经络昼夜之循环，呼吸往来之不息。和则身体康健，否则疾病竞生。譬如天下国家地方，山海田园，江河溪谷，值岁时风雨均调，则水道疏利，民安物阜**[④]**。其或一方一所**[⑤]**，风雨不均，遭以旱涝，使水道涌竭不通，灾忧遂至。人之气血，受病三因，亦犹方所之旱涝也。盖针砭**[⑥]**所以通经脉，均**[⑦]**气血，蠲**[⑧]**邪扶正，故曰捷法最奇者哉。**

①上九而下十四：手三阳呼吸九息，足三阳呼吸十四息。人一呼一吸，经气在脉中行六寸，手三阳脉长五尺，九息行五尺四寸；足三阳脉长八尺，十四息行八尺四寸，皆过四寸。

②上七而下十二：手三阴呼吸七息，足三阴呼吸十二息。手三阴脉长三尺五寸，七息行四尺二寸，足三阴脉长六尺五寸，十二息行七尺二寸，皆过七寸。

③八法：即汗、吐、下、和、温、清、补、消八法。

④阜（fù）：丰富，盛多。

⑤一方一所：代指某些地方。

⑥针砭：泛指刺法。

⑦均：调和，均衡。

⑧蠲（juān）：免除，除去。

对于痿躄偏枯之久病患者，人体气血会严重受损，为了能调动气血之运行，在施以针刺时可采用通经接气的方法。当运用通经接气之法时，要按一定的呼吸次数要求而运用。因十二经脉长短不同，故根据手足三阴经与手足三阳经的长短，施以不同的呼吸次数。分别为手三阳经长五尺，施以九息而行五尺四寸；足三阳经长八尺，施以十四息而行八尺四寸，皆过四寸；手三阴经长三尺五寸，施以七息而行四尺二寸；足三阴经长六尺五寸，施以十二息而行七尺二寸，皆过七寸。施以摇动出纳手法时，也要按照通经接气的呼吸方法来操作。由此能够驱动人体气血周流运行，使气血上下得以贯通，从而可使寒热之证恢复正常，疼痛病证而立止，肿胀而立消。

以上之法运用得当，可立起沉疴，其功效犹如开渠道放决洪水之般，而能立竿见影。有如此好的针刺方法，就不用再担心顽症痼疾及危急病证的发生。人的疾病发生，虽然是由内因、外因及不内外因三种情况，但其发生的总因素，不外乎是由气血失调而致。治疗疾病常采用汗、吐、下、和、温、清、补、消八法，施以针刺，总不离调理阴阳之法。

人体经络气血的循行，昼夜循环不断，周流不息，其发挥作用的动力来源于呼吸出入，不断推送。如果人体气血调和、通畅，那么一个人的身体就会健康而无病。如果人体气血不和、运行不畅，则会疾病丛生。就如整个天下，一个国家，乃至江河湖海、山川大地，如果风调雨顺、气候相宜、水道通畅，那么百姓就会获得大丰收，生活就富足，百姓能安居乐业。如果某一个地方，出现了旱涝不均、风雨不调，那么就会造成水道干涸，或者洪水泛滥，就会出现自然灾害。人体气血运行发生障碍的原因，犹如某一个地方发生的旱涝灾害一样。人体出现了气血运行障碍，通过针刺之法调其气血、通其经脉，祛除外来之邪气，恢复人体之正气，使气血得通。所以说针刺之法疗效最强、作用最快，是令人称奇的妙法。

嗟夫！轩岐①古远，卢扁②久亡，此道幽深，非一言而可尽。斯文③细密，在久习而能通。岂世上之常辞，庸流之乏术。得之者，若科之及第，而悦于心；用之者，如射之发中④，而应于目。述自先贤，传之后学，用针之士，有志于斯⑤。果能洞造玄微，而尽其精妙，则世之伏枕之病⑥，有缘者遇，针到病除，随手而愈。

①轩岐：轩，指轩辕黄帝。岐，指岐伯。

②卢扁：扁鹊的别称，扁鹊居于卢地（今山东长清一带），故称之为卢医。

③斯文：文化或文人。此指上述轩岐、卢扁之著作精细而周密。

④射之发中：以上诸法应用于临床，就能像射箭一样，百发百中，屡试屡效。

⑤斯：近指代词，此。

⑥伏枕之疴：长期卧床的重病患者。

是啊！轩辕黄帝的年代已经离我们很久远了，扁鹊也过世多年了。针刺之道是极幽深的，并非一两句话能说得清楚。轩辕黄帝及扁鹊所留下的著作精细而周密，需要长期的学习才能弄明白其中的深理，它不是世上的庸俗寻常之术。真正精通针术的人，犹如科举考试中状元及第，若能真正读懂，通晓其意，明白其理，在临床中用起来如射箭一样，可百发百中，屡试屡效。以上赋文所列各种针刺之法是我从先圣贤者那里继承了它，其目的是在于传授给后世学者。有志后世学者若能仔细深入研究并使用它，就能明晰其中的精微奥妙，那么世上的那些顽症痼疾也都能够在针灸的治疗之下，获得痊愈。

【临床意义】

金针赋为针刺手法专篇，本赋共有九个段落，约有两千字。以专题形式论述了临床较为实用的多种针法。

首先归纳了针刺"十四法"。爪而切之，下针之法；摇而退之，出针之法；动而进之，催针之法；循而摄之，行气之法；搓而去病，弹则补虚，肚腹盘旋，扪为穴闭；重沉豆许曰按，轻浮豆许曰提。一十四法，针要所备。本赋根据《内经》《难经》及前人的针刺理论，全面总结为十四法，使得内容更具体化，便于进一步推广和临床运用。

二是较为详细地介绍了治病八法。烧山火、透天凉、阳中隐阴、阴中隐阳、子午捣白、龙虎交战、进气法与留气法、抽添法，对后世的针灸发展起到了深远的影响。

三是总结了飞经走气四法。本赋以"梓岐风谷飞经走气"为名，其"飞经走气"是指调气、运气的一些方法。首先总结了一些手法上的运用。其一，进针之前，"先须爪按，重而切之"，以激发经气。其二，进针之后，"待气沉紧，倒针朝病"，将针尖朝向病灶方向以调气。其三，"欲气上行，将针左捻；欲气下行，将针右捻"，通过捻针，使针下之气向远端扩散。其四，采用循摄、爪切、动摇、搓弹诸法调气，"气不至者，以手循摄，以爪切掐，以针摇动，进捻搓弹，直至气至"。其五，采用押手前后按压调气，"按之在前，使气在后；按之在后，使气在前"。除此之外，还总结了"飞经走气"之调气四法。若关节阻滞，气不过者，以龙、虎、龟、凤通经接气大段之法驱而运之，仍以循摄爪切，无不应矣。龙、虎、龟、凤四法具体内容：青龙摆尾、白虎摇头、苍龟探穴、赤凤迎源，这些方法用于气滞不行的部位，又可称之为"通经接气"。

四是总结了"三才"深浅刺法。该赋根据《内经》《难经》针刺深浅之理论，总结了天才、人才、地才深浅针刺法，合称为"三才"针法。强调了针刺深浅的重要性。

该赋较为全面地总结了明代以前的多种针刺手法和理论，其中的诸多方法一直是临床重要的针刺方法，该赋也是针灸史上影响深远的一篇针刺手法论著。从事针灸者应当细细品读，深入领会，多加练习，做到熟练掌握。

附：《针灸大全》中的《金针赋序》

大明洪武庚辰仲春，予学针法。初学于洞玄先生、孟仲倪公。明年公没过维阳，又学于东隐先生、九思彭公。深得二先生发明窦太师针道之书、梓岐风谷飞经走气补泻之法，游江湖间，以之参问他师，皆不过能谈其概，及求精微之妙，百无一二。间有知者，亦莫尽知其奥。予于是甚悦于心，则知世所得者鲜矣。固深胸臆，宝而重之。数年间用而百发百中，无不臻效。永乐己丑，惜予遭诬，徙居于民乐耕锄之内，故退寓西河，立其堂曰"资深"，其号曰"泉石心"。以遁守自娱，过者皆曰此读书耕者之所也。凡有疾者求治，不用于针，多用于灸，自是梓岐风谷之法荒废，而名不闻。非不以济人之心为心，盖不欲取誉于时耳。今也，予年向暮，髭鬓皆霜，恐久失传，拳拳在念。正统己未春末，养疾之暇，阅其所传针法之书，繁而无统，于是撮其简要，不愧疏庸，编集成文，名曰《金针赋》。金，乃世之宝也，非富贵不能得之，岂贫贱所能有也。名其金，称其贵也。贵能劫疾于顷刻之间，故以观夫发端，而嗟夫结意，则深叹美其法，而有收效之捷耳。篇中首论头病取足，左病取右，男女早晚之气，手足经络顺逆之理；次论补泻下针，调气出针之法；末论治病驱运气血，通接至微之妙，而又叮咛勉其学人，务必尽精诚，则可以起沉疴之疾。言虽鄙直，义则详明，尤且贯穿次第有序，使后之学者易为记诵，诵传不泯。俟他日有窦汉卿复出，而攻之熟，造之深，得于心而应于目，显用光大，必念乎今之删繁撮简成文者谁欤。是亦遗言于后也，必学者敬之哉。

时正统四年己未岁八月既望泉石心　谨识

第二章 针法歌

【歌赋】

先说平针法，含针口内温，
按揉令气散，掐穴故教深，
持针按穴上，令他嗽一声，
随嗽归天部，停针再至人，
再停归地部，待气候针沉，
气若不来至，指甲切其经，
次提针向病，针退天地人。
补必随经刺，令他吹气频，
随吹随左转，逐归天地人，
待气停针久，三弹更熨温，
出针口吸气，急急闭其门。
泻欲迎经取，吸则内其针，
吸时须右转，依次进天人，
转针仍复吸，依法要停针，
出针吹口气，摇动大其门。

本歌赋首载于《医经小学》，后在《针灸聚英》及《针灸大成》中均有转载。在《针灸聚英》中名为《下针法》，歌诀中言，出自《医经小学》，且在歌前有小序。本歌主要阐述了针法，因此名为《针法歌》。其歌赋内容以平针法和补泻法为主，平针法又称为"平补平泻"，又称为"调气法"或"调和法"。补泻法包括了呼吸、迎随、弹针、开阖等复式补泻手法。

本歌赋选自《医经小学》。

【注解及运用】

先说平针法，含针口内温，
按揉令气散，掐穴①故教深，
持针按穴上，令他嗽一声，
随嗽归天部，停针再至人，
再停归地部，待气候针沉，
气若不来至，指甲切其经②，
次提针向病，针退天地人③。

①掐穴：用手指揉按，探穴之深浅。

②切其经：以左手拇指指甲掐按所针之穴及上下四旁，宣散经脉气血。

③天地人：亦称"三才"，即进针的深度。天，指浅部（皮内）；人，指中部（肉内）；地，指深部（筋骨之间）。

先说平补平泻法。在针刺前，先将针含于口内，使针具不觉寒凉；在针刺时，先用左手按揉针刺穴位，以使穴位处气血宣散，再用手指稍用力指掐针刺部位，以使进针顺利且能减少针刺疼痛。进针时，令患者咳嗽一声，随咳进针至浅部（即天部），患者咳嗽时进针，分散患者注意力，舒松肌肉，减轻疼痛。稍停之后，再次进针，至较深的肉内（即人部）。再稍停，至深部筋骨（即地部）。当针下有沉紧感时，是已得气；若针下松软，则没有得气。此时，可用指按循经施以切按，以催气至。得气后，再将针退至天部，将针尖朝向病灶方向施针，以使气感向病灶方向感传。

本段讲解了平补平泻和针刺得气的方法。此处所言的"含针口内温"已经被废弃，为不恰当的方法。进针之时，首先按揉及指掐就是押手的作用。正如《标幽赋》言"左手重而多按，欲令气散；右手轻而徐入，不痛之因"，就强调了押手的重要性。在《难经·七十八难》中更加强调"知为针者信其左，不知为针者信其右"，说明了押手操作在针刺过程中的重要性。押手在针刺不同的阶段有不同的作用：进针时，押手有治神的作用，有揣穴之用，有激发经气的作用，还有辅助针刺的作用；在行针阶段，押手有催气作用，有控制感传的作用；在留针阶段，押手一为候气、得气之用，二为守气之用，三为补虚泻实；在出针阶段，押手有辅助补泻和止血除痛的作用。

补必随经①刺，令他吹②气频，
随吹随左转③，逐归天地人，

待气停针久，三弹④更熨温⑤，

出针口吸气，急急闭其门⑥。

①随经：针尖顺着经脉循行的方向针刺，这是迎随补泻手法之补法。

②吹：呼气。

③左转：拇指向前，左捻为补；拇指向后，右捻为泻。

④三弹：弹针是催气法的一种。三弹，指弹动针柄三次使之得气。

⑤熨温：即温熨，指热敷法。

⑥门：针孔。

针刺补法操作：针刺时，针尖顺着经脉循行的方向而刺，是补法的一种。进针时，随着患者呼气进针，施针者随着患者的呼气，拇指向左转，逐渐由天部至人部到地部，得气后留针较长时间；为加强得气，施针者可用手指反复弹动针柄以使得气，或是配合艾灸等热补法。出针时，施针者应随着患者吸气而出针，出针后迅速用无菌干棉球按压针孔。

本段主要讲解了针刺补泻方法中的补法操作。一是迎随补泻法中补法的运用。迎随补泻又称为针向补泻，是指以针尖方向与经脉循行方向之间的逆（迎）、顺（随）关系来分别进行补泻的一种针刺补泻手法。补法是针刺得气后，将针稍提，针尖顺着经络循行方向针刺，弩而插针留之。二是呼吸补泻法中的运用。本法操作时以患者鼻吸气、口呼气为自然呼吸状态。补法就是呼气时进针，针刺得气后，呼气时向上提针数次，最后在吸气时出针。三是开阖补泻法。开阖补泻法是指以出针时开放或按闭针孔来区分补泻的一种针刺补泻手法。补法操作时，出针后快速轻轻按压针孔，使其闭合。

泻欲迎经①取，吸则内其针，

吸时须右转，依次进天人，

转针仍复吸，依法要停针，

出针吹口气，摇动大其门②。

①迎经：迎随补泻法中的泻法。即迎着经脉方向针刺。

②摇动大其门：退针出穴时，摇大针孔而出之，属于泄气的泻法。

针刺泻法的运用：当针刺施以泻法时，针尖应逆着经脉循行的方向进针，是泻法的一种；当患者吸气时向穴位内进针；食指向右转，逐渐由天部至人部到地部，针刺至得气为度，施以捻针时要在患者吸气过程中操作；出针时的泻法，操作者应随着患者呼气时出针，并且摇大针孔。

本段讲解了针刺泻法的操作内容。一是迎随补泻法中泻法的运用。泻法是针刺得气后，将针稍提，针尖逆着经络循行方向针刺，轻提针而留之。二是呼吸补泻法中泻法的运用。泻法就是吸气时进针，针刺得气后，吸气时向下插针，呼气时向上提针数次，最后在呼气时出针。三是开阖补泻法中泻法的操作。泻法操作时，边退边摇，摇大针孔，针退出后不按闭针孔或稍待再按闭针孔。

【临床意义】

本歌赋主要讲解了平补平泻、针刺补法与泻法等针法内容。包括呼吸、迎随、捻转、开阖、弹针及进针等针刺方法的运用。这些皆是临床中基本的针法，临床最为实用，该歌赋极大地推广了其运用。这些针法若单独使用，就是单式手法的运用，若是相互配合、综合应用，就是复式手法的运用。如呼气时进针、随经（即顺经）而刺、拇指向后的左捻转、出针时闭按其穴等，就是一个综合复式补泻手法的运用。

本歌赋短小精悍，用词简约，易懂易记，便于传诵，内容切合临床，实用性强，故值得临床重视。

第三章　行针总要歌

【歌赋】

黄帝金针法最奇，短长肥瘦在临时，
但将他手横纹处，分寸寻求审用之。
身体心胸或是短，身体心胸或是长，
求穴看纹还有理，医工此理要推详。
定穴行针须细认，瘦肥短小岂同群，
肥人针入三分半，瘦体须当用二分，
不肥不瘦不相同，如此之人但着中，
只在二三分内取，用之无失且收功。
大饥大饱宜避忌，大风大雨亦须容，
饥伤荣气饱伤腑，更看人神俱避之。
妙针之法世间稀，多少医工不得知，
寸寸人身皆是穴，但开筋骨莫狐疑，
有筋有骨傍针去，无骨无筋须透之。
见病行针须仔细，必明升降阖开时，
邪入五脏须早遏，祟侵六脉浪翻飞，
乌乌稷稷空中坠，静意冥冥起发机，
先补真阳元气足，次泻余邪九度嘘，
同身逐穴歌中取，捷法昭然经不迷。
百会三阳顶之中，五会天满名相同，
前顶之上寸五取，百病能祛理中风，
灸后火燥冲双目，四畔刺血令宣通，
井泉水洗原针穴，针刺无如灸有功。
前顶寸五三阳前，甄权曾云一寸言，
棱针出血头风愈，盐油楷根病自痊。

囟会顶前寸五深，八岁儿童不可针，
囟门未合那堪灸，二者须当记在心。
上星会前一寸斟，神庭星前发际寻，
诸风灸庭为最妙，庭星宜灸不宜针。
印堂穴并两眉攒，素髎面正鼻柱端，
动脉之中定禁灸，若燃此穴鼻齄酸。
水沟鼻下名人中，兑端张口上唇宫，
龈交二龈中间取，承浆下唇宛内踪，
炷艾分半悬浆灸，大则阳明脉不隆。
廉泉宛上定结喉，一名舌本立重楼，
同身捷法须当记，他日声名播九州。

本歌赋首见于《针灸大成》，为明代著名针灸医家杨继洲所著。杨继洲，名济时，以字行于世，浙江衢县（今浙江衢州）人，约生于明嘉靖元年（1522年），卒于万历四十八年（1620年）。杨继洲家学渊源，其祖父杨恩、其父杨阔都曾任职于太医院。杨氏数代业医，家藏秘方、验方与医学典籍极为丰富，杨氏其代表作《针灸大成》就是在家传基础上编写而成。《针灸大成》一书刊行于万历二十九年（1601年），总结了明代以前之针灸学术经验，汇集了历代诸家学说和实践经验总结，是继《内经》和《针灸甲乙经》之后对针灸学术的第三次大总结，尤其是收载了众多的针灸歌赋。本歌赋记载于《针灸大成》卷三中，主要论述了针灸取穴方法、针灸施治过程中的一些基本问题等共性内容。行针，指针刺而言；总要，指纲领、提要而言，故名《行针总要歌》。

本歌赋选自《针灸大成》。

【注解及运用】

黄帝①金针法最奇，短长肥瘦②在临时，
但将他③手横纹处，分寸④寻求审用之。

①黄帝：此处指《内经》所流传下来的针灸内容。
②短长肥瘦：高矮胖瘦。
③他：患者。
④分寸：骨度折量定位法。

《内经》中所流传下来的针法是一种非常奇妙的治病方法，医者要根据患者高矮胖瘦的不同施以合理的治疗，以患者手指同身寸的长度作为尺寸，施以仔细、正确的度量法以取穴。

> **身体心胸或是短，身体心胸或是长，**
> **求穴看纹还有理，医工此理要推详。**

不同患者，其形体之高矮胖瘦各不相同，需要结合每个人的体表标志来取穴。因此，在临床取穴时要因人而异，医生要明白这个道理，才能准确取穴。

> **定穴行针须细认，瘦肥短小岂同群，**
> **肥人针入三分半，瘦体须当用二分，**
> **不肥不瘦不相同，如此之人但着中，**
> **只在二三分内取，用之无失且收功。**

定穴行针时，需要仔细、认真分辨。不同的患者因为形体之高矮胖瘦不同，取穴也不相同，形体肥胖者宜深刺，可针刺到三分半，身体消瘦者宜浅刺，可针刺到二分，不胖不瘦者则取中，针二三分深，既不深又不浅。如此用之既准确无误，又能获得应有的疗效。以上内容强调了取穴及针刺时，深浅要因人而异，方能取穴准确、针刺安全、疗效确切。

> **大饥大饱宜避忌，大风大雨亦须容，**
> **饥伤荣气饱伤腑，更看人神①俱避之。**

①人神：不吉利之日，指不好的天气。

当饥饿、大怒及过饱时均不宜针刺，在大风大雨之时也不宜针刺。饥饿可伤及营气，过饱可伤及脏腑，不好的天气之时都需要躲避开。

> **妙针之法世间稀，多少医工不得知，**
> **寸寸人身皆是穴，但开筋骨莫狐疑①，**
> **有筋有骨傍②针去，无骨无筋须透之。**

①狐疑：犹豫不决。

②傍：依靠、依附。

针灸中所谓的妙法绝技是极其少见的，但是很多的针灸医生却不明白这个简单的道理。其实人体处处有穴位，针刺时只要避开骨骼、筋脉，即可取到正确的穴位，不要犹豫不决。有筋骨的部位须紧贴着筋骨边刺入，没有骨骼和筋脉的部位应采用透针深刺的方法。

见病行针须仔细，必明升降阖开①时，

邪入五脏须早遏②，祟③侵六脉④浪翻飞⑤，

乌乌稷稷⑥空中坠，静意冥冥⑦起发机⑧，

先补真阳⑨元气⑩足，次泻余邪九度嘘⑪，

同身逐穴歌中取，捷⑫法昭⑬然经不迷。

①升降阖开：升降，指人体气机的运行方式，就经脉而言，阳经由上而下，阴经由下而上；阖开，指子午流注理论中气血流经此处穴位为开，气血流过此处穴位为阖。

②遏：阻止。

③祟：病邪相缠。

④六脉：即指六腑。

⑤浪翻飞：来势凶猛之形容。

⑥乌乌稷稷：无论邪入五脏，或祟侵六腑，针刺若能遵循法则，疾病就像天上的乌云一样很快消除，比喻针刺得气的效果。乌乌，云集貌。稷稷，疾去貌。

⑦冥冥：本谓自然界的幽暗深远，亦指迷信之人所论鬼神暗中起作用。此处比喻人体一些生理、病理的微妙变化。

⑧起发机：形容手持针具，如弩之扣机待发，使经气聚于针下。

⑨真阳：肾阳和肾中之元气。

⑩元气：元阴元阳之气。

⑪九度嘘：形容针用泻法时，要多次反复嘘气才能泻出邪气。九度，表示多次、多数。嘘，吹出、吐出。

⑫捷：敏捷。

⑬昭（zhāo）：明亮。

诊治患者需要针刺治疗时要仔细考虑，必须明确疾病的轻重缓急、气血流注和穴位开阖时间。邪入五脏须早早遏止，防止病情进一步传变，病邪侵入六腑，经脉气血就有逆乱变化，脉象紊乱，若能遵循针刺法则，治疗得当，针刺后疾病就像天上乌云一样很快消除。医生持针在手，犹如弩之扣机待发，必须静心凝神，全神贯注，意守针尖，静引气聚。先补足人体元阳之气，再根据患者病情的需求，施以多次反复的泻法，并让患者配合呼气，直到将其邪气泻尽。按照歌赋中的取穴方法正确地取穴，用穴就不会迷失方向，取穴简单而快捷。

百会三阳①顶之中，五会天满名相同，
前顶之上寸五取，百病能祛理中风，
灸后火燥冲双目，四畔②刺血令宣通，
井泉水洗原针穴③，针刺无如灸有功。

①三阳：三阳与下文的五会、天满均是指百会穴。

②四畔：边侧为畔，四畔即四边，相当于经外奇穴四神聪。

③井泉水洗原针穴：治疗中风灸百会后，若出现了火燥冲目时，要刺百会穴之四边（即四神聪）泻血，然后再以新汲井泉水冲洗泻血的穴位以泻其火。井泉，指新汲井泉水。

百会穴还有三阳、五会、天满之别称，在头顶正中央，即在距前顶穴上1.5寸的位置，百会穴能治疗多种疾病和中风之病。如果灸百会穴发现上火，燥热上冲眼睛时，要先刺百会穴四边（即四神聪）出血，然后再用新汲井泉水冲洗以泻其火。当针刺百会治疗某些疾病疗效不佳时，可用灸法治疗，如中气下陷等疾病用灸法效果特别好。

前顶寸五三阳前，甄权曾云一寸言，
棱针出血头风愈，盐油楷①根病自痊。

①楷（jiē）：楷树，即黄连树。

前顶在百会穴前1.5寸处，著名针灸医家甄权曾认为是1寸。用三棱针点刺前顶穴出血，然后用盐油所炮制的楷树根涂于穴上，头风病可被治愈。

囟会顶前寸五深，八岁儿童不可针，
囟门未合那堪灸，二者须当记在心。

囟会在前顶前1.5寸，8岁以前的儿童不可用针刺方法，因为囟门未闭，同时也不能用灸法，这两点须牢牢记住。

上星会前一寸斟，神庭星前发际寻，
诸风灸庭为最妙，庭星宜灸不宜针。

上星穴在囟会前1寸处，神庭穴在上星前发际处，诸风证以灸神庭穴为佳。神庭和上星宜用灸法，不宜用针刺疗法。

印堂穴并两眉攒，素髎面正鼻柱端，
动脉之中定禁灸，若燃此穴鼻鼾①酸。

①鼻鼾：深睡时鼻腔发出的鼾声。

印堂穴在两眉头攒竹穴之间，素髎穴在鼻头顶端。此处穴位因靠近动脉所以禁灸，艾灸此处穴位可致睡眠时打鼾和鼻子发酸。

> **水沟鼻下名人中，兑端张口上唇宫，**
> **龈交二龈中间取，承浆下唇宛内踪，**
> **炷艾分半悬浆灸，大则阳明脉不隆。**

鼻下水沟穴又名人中，上唇中点是兑端穴，龈交穴在口内上齿唇系带处，承浆在唇下颏部凹陷中点处。应用小的艾炷灸或悬灸，若用大艾炷施灸则可伤及阳明气血，导致阳明脉衰。

> **廉泉宛上定结喉，一名舌本①立重楼②，**
> **同身捷法须当记，他日声名播九州。**

①舌本：廉泉穴的别名。

②重楼：喉咙的别名。

结喉上凹陷处是廉泉穴，又名舌本，在喉舌之间。同身寸取穴的方法须牢牢记住，合理、正确地应用，日后名声会传遍九州大地。

【临床意义】

本歌赋主要论述了针灸的一些基本原则和具体方法。首先强调了取穴方法与正确的取穴，一是说明了合理地运用骨度分寸法，如"短长肥瘦在临时""分寸寻求审用之"；二是论述了骨度与体表标志联合取穴的重要性，如"求穴看纹还有理，医工此理要推详"。还强调了因人而异的取穴原则，"定穴行针须细认，肥瘦短小岂同群"。

再者讨论了针刺深浅的问题，"肥人针入三分半，瘦体须当用二分"。《素问·刺要论篇》言"病有浮沉，刺有浅深，各至其理，无过其道……浅深不得，反为大贼"，《灵枢·阴阳清浊》曰"刺阴者，深而留之；刺阳者，浅而疾之"，提示应合理掌握针刺的深度。

亦论述了一些关于针刺禁忌的问题，如"大饥大饱宜避忌，大风大雨亦须容，饥伤荣气饱伤腑，更看人神俱避之"。历代医家极为重视针刺禁忌，这是避免针刺风险、提高临床疗效的重要内容，早在《内经》中就有多篇论及针刺禁忌的内容，如《素问·刺禁论篇》《灵枢·五禁》等篇。

综上所述，本歌赋所论述的皆是针刺的基本内容，是做好针灸的前提，也是每个针灸从业者必须掌握的最基本的知识。本歌赋是一篇较为重要的针刺歌赋内容，言简意赅，总结精简，通俗易懂，便于记忆。

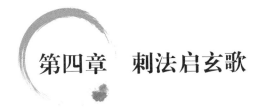

第四章　刺法启玄歌

【歌赋】

十二阴阳气血，凝滞全凭针焫，
细推十干五行，谨按四时八节。
出入要知先后，开阖慎毋妄别，
左手按穴分明，右手持针亲刺。
刺荣无伤卫气，刺卫无伤荣血，
循扪引导之因，呼吸调和寒热。
补即慢慢出针，泻即徐徐闭穴。
发明难素玄微，俯仰岐黄秘诀。
若能劳心劳力，必定愈明愈哲，
譬如闭户造车，端正出门合辙。
倘逢志士细推，不是知音莫说，
了却个人规模，便是医中俊杰。

　　本歌赋最早见于《针灸聚英》中，以六言的形式写成，歌中纲领性地提出掌握十二经脉、阴阳、气血、五行、十干、八节、补泻等方面知识的重要性，强调了学习《内经》《难经》的重要性。后又被载于《针灸大成》一书中。因本书阐述了针刺的玄奥之理，使人们从中得到启发，故名《刺法启玄歌》。

　　本歌赋摘录于《针灸聚英》中。

【注解及运用】

十二①阴阳气血，凝滞全凭针焫②，
细推十干③五行，谨按四时④八节⑤。

①十二：十二经脉，泛指经络系统。

②焫（ruò）：烧灼，此指各种灸法。

③十干：即甲、乙、丙、丁、戊、己、庚、辛、壬、癸，称为十天干。

④四时：即春、夏、秋、冬四季。一天之中的旦、昼、夕、夜亦称四时。

⑤八节：指立春、立夏、立秋、立冬、春分、秋分、夏至、冬至八个节气。

十二经脉的凝滞不通，气血、阴阳失调，这需要依靠针与灸来解决。在针灸治疗时，一定要认真地推敲"十天干"（甲、乙、丙、丁、戊、己、庚、辛、壬、癸）与五行（木、火、土、金、水）等相关内容，根据"四时"（春、夏、秋、冬，或旦、昼、夕、夜）与"八节"（立春、立夏、立秋、立冬、春分、秋分、夏至、冬至）的时序变化确立适宜的治疗方法，做到正确的治疗。

针灸治疗要做到三因制宜的原则，这是中医针灸学的基本原则之一，在这里强调了因时制宜的重要性。《内经》中有多个篇章论述了四时与八节的内容，在《素问·八正神明论篇》《素问·四时刺逆从论篇》及《灵枢·四时气》中，均大篇幅讲解了关于四时与八节的内容。

顺应自然规律是中医学的天人合一之理论，人体气血虚实会随着四时八节的变化而变化，疾病也会随着四时八节的变化而有不同，针刺治疗时针刺补泻手法应当因时而变。如《灵枢·四时气》曰："夫四时之气，各不同形，百病之起，皆有所生……四时之气，各有所在，灸刺之道，得气穴为定。故春取经……夏取盛经孙络，取分间绝皮肤；秋取经俞，邪在腑，取之合；冬取井荥，必深以留之。"四季气候各不相同，各种疾病的发生大都与四时气候有关。每一个季节都有自己的气候特点，灸刺的方法，也要以这一季节的气血特点为依据。因此，春天灸刺，宜取经脉、血脉和分肉之间的气道，病重的用深刺法，病轻的用浅刺法。夏季针刺应取在这一季节偏盛经脉的孙络，或者只用透刺皮肤而到达分肉之间的浅刺法。秋季应取经脉的输穴，病邪在六腑就取六阳经的合穴。冬季宜取所病脏腑对应经脉的经穴和荥穴，而且一定要深刺并留针时间长些。在《难经》中同样重视四时不同的用穴，如《难经·七十四难》曰"春刺井，夏刺荥，季夏刺俞，秋刺经，冬刺合"的临床运用，可见因时制宜的针刺有重要的临床意义，应当重视。

<h2 style="text-align:center">出入要知先后，开阖①慎毋妄②别，
左手按穴分明，右手持针亲刺③。</h2>

①开阖（hé）：针刺补泻手法之一。是以出针后是否按压针孔分补泻的一种方法。即出针后按压针孔，使针孔闭合，不令经气外泄者为阖，是补法；出针时不按压针孔，甚或出针时边退边摇大针孔，使邪气外出者为开，是泻法。

②妄：乱。

③刺：《针灸大成》中改成"切"。因作"刺"失韵，改为"切"与前后各

句押韵。

在针刺与出针时，要按照一定的先后顺序施以操作，出针时每个穴位要根据补泻要求施以开阖补泻法操作，要正确地区分，不可乱来。在针刺时以左手确定穴位，并施以掐切，右手轻轻刺入。

本句所谈的是针刺细节的问题。首先强调了针刺与出针时要讲究一定的先后顺序，这一点常被临床忽视。一般来说，在针刺时按照先阳后阴、先上后下的针刺规律实施，但是在特殊的情况下，要根据每个患者的具体情况实施，如先主穴再配穴，先健侧后患侧，或者先患侧后健侧，先表后里或先里后表等不同的先后针刺方法。临床中亦有根据五行制化、开阖枢、子午流注等理论，指导不同施针顺序。总而言之，在辨证的基础上调整针刺顺序，因势利导，必然能提高临床疗效。第二个方面，强调了针刺起针后根据补泻施以按压针孔的重要性，这也是细节的问题，时下针灸临床中对此多不重视，这是关乎针刺疗效好坏的因素之一，值得针灸从业者的高度重视，前面的章节已对开阖补泻有详述，在此不再赘述。所强调的第三个细节，就是在针刺时要注重押手与刺手的密切配合运用，这一点在前面的章节中也有详述，可参考，不再赘述。

刺荣①无伤卫气，刺卫无伤荣血②，
循扪引导之因，呼吸③调和寒热。

①荣：通"营"。荣，指代"里"；卫，指代"表"。

②荣血：营血。

③呼吸：呼吸补泻法，是针刺法的一种。患者吸气时进针，呼气时出针为泻法；呼气时进针，吸气时出针为补法。

针刺深浅要根据疾病深浅而定。营主血在内，针刺宜深；卫主气在外，针刺宜浅。通过以手循其经络之循扪法，使气至病所，运用呼吸补泻之法调其虚实寒热。

本句歌赋来源于《难经·七十一难》中"刺荣无伤卫，刺卫无伤荣，何谓也"。对此医家徐大椿注解曰："营主血在内，卫主气在外，营卫有病，各中其所，不得诛伐无过也。此即《素·刺齐论》所云：刺骨无伤筋，刺筋无伤肉，刺肉无伤脉，刺脉无伤皮，刺皮无伤肉，刺肉无伤筋，刺筋无伤骨之义。"就是说明在针刺时不要违反针刺深浅原则，针刺深浅，必须适当。对此《素问·刺要论篇》亦指出："刺有浅深，各至其理……浅深不得，反为大贼。"

循扪法是指以手循经络扪循至病所的方法。《针灸大成》中载曰："扪者，摩也……循者，用手于所针部分，随经络上下循按之，使气往来，推之则行，

引之则至是也。"

补即慢慢出针，泻即徐徐闭穴。

出针施以补法时要慢慢出针，迅速按压针孔，以防气泄。出针施以泻法时可不按压针孔，或稍停后再按压。

发①明难素②玄微③，俯仰④岐黄⑤秘诀。

①发：发现，发掘。

②难素：难，指《难经》一书；素，指《素问》一书。

③玄微：奥妙的理论。

④俯仰：此处引申为钻研思考之义。俯，低头向下；仰，抬头。

⑤岐黄：此指《内经》一书。岐，即指岐伯，传说中的古代医家；黄，即黄帝，传说中中原各族的共同祖先。

发掘、阐明《难经》《素问》等医著中的奥妙理论，深入钻研思考《内经》中的精深医学理论。

本句和下一句均强调了学习《内经》与《难经》的重要性。《内经》与《难经》是两本相媲美的经典医学巨著，凡从事中医者必须要学习。这一点是历代医家所公认，不但要学习，而且一定要反复精读，深入研究领悟，才能真正地走入中医之门。

若能劳心劳力，必定愈明愈哲①，
譬如闭户造车，端正出门合辙②。

①哲：聪明，有智慧。

②合辙：思想言行相一致。辙，指车轮压出的痕迹。

如果能够刻苦勤奋学习，一定会越学越明白、越学越聪明，就比如闭起门来造的车子一样能正常使用。学习这些医学知识也是如此，只要能深入学习以上医著，也能很好地为患者治疗疾病。

倘逢志士细推，不是知音①莫说，
了却②个人③规模④，便是医中俊杰。

①知音：指知己的朋友。此处是指遇到专业水平较高、医德较好的人可以深入交流。

②了却：明白，懂得，掌握。

③人：《针灸大成》作"中"，其中之义，即指《难经》和《内经》。

④规模：规格，规制。引申为道理、理论。

如果遇到医学理论水平较高、医德高尚的医者，就与他相互探讨上述之刺法道理，如果遇到医术水平及思想医德较差的人，就不要谈这些深奥的医学道理了。如果能够真正读懂《内经》《难经》等医籍相关内容，就会成为医学中的杰出人才。

【临床意义】

《刺法启玄歌》全歌是以警示为要，虽然篇幅短小，但是涵盖内容广泛，涉及十二经脉、阴阳、五行、气血、十干、八节、营卫、开阖、呼吸补泻等多方面的内容。这些都是针灸学中的基本内容，是从事针灸者所必须要掌握的理论。歌赋最后非常明确地强调了从事针灸者一定要学好《内经》与《难经》之内容，若能真正学好以上经典内容，就能领会其要旨，体察其精要，明白了其中的道理，应用于临床，就能效如桴鼓。这也为从事针灸者指明了学习的方向：一是一定先要掌握最基本的针刺内容；二是要以古代经典著作为学习的要点；三是坚持不断地努力学习，深入思考才能真正地学好针灸。

本歌赋短小精悍，内容全面，语言文字通俗易懂，是针灸学习之纲领，为学习者指明了学习的方向，切合临床，颇为中肯。

附：《针灸大成》中的《刺法启玄歌（五言）》

八法神针妙，飞腾法最奇，

砭针行内外，水火就中推。

上下交经走，疾如应手驱，

往来依进退，补泻逐迎随。

用似船推舵，应如弩发机。

气聚时间散，身疼指下移。

这般玄妙诀，料得少人知。

注：《针灸大成》一书中，载有两首《刺法启玄歌》。其中一首是六言，即正文所注解的一首；另一首为五言，即附中所录的本首。

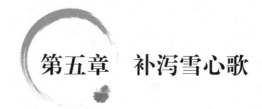

第五章 补泻雪心歌

【歌赋】

行针补泻分寒热，泻寒补热须分别，
捻针向外泻之方，捻针向内补之诀。
泻左须将大指前，泻右大指当后拽，
补左大指向前搓，补右大指往下拽。
如何补泻有两般，盖是经从两边发。
补泻又要识迎随，随则为补迎为泻。
古人补泻左右分，今人乃为男女别。
男女经脉一般生，昼夜循环无暂歇，
两手阳经上走头，阴经胸走手指辍，
两足阳经头走足，阴经足走腹中结。
随则针头随经行，迎则针头迎经夺，
更有补泻定吸呼，吸泻呼补真奇绝。
补则呼出却入针。要知针用三飞法，
气至出针吸气入，疾而一退急扪穴。
泻则吸气方入针，要知阻气通身达，
气至出针呼气出，徐而三退穴开禁。
莫向人前容易说。

本歌赋最早见于《针灸聚英》一书中，作者不详，据现代考证认为，应是席弘或是席弘弟子所作。本歌赋是专论各种补泻手法的歌诀，主要阐述了捻转、迎随、开阖、呼吸、徐疾等补泻手法的操作方法及原则。《针灸大成》对此转载，《针灸聚英》为三十三句，而《针灸大成》为三十六句，多了"此诀出自梓桑君，我今受汝心已雪，正是补泻玄中玄"三句。"补泻雪心"的含义是说医者内心应当清楚明白，补泻要分明，才能发挥好治疗功效。雪，白色、清晰、明亮之义。雪心，指医者之内心清晰明了而言。

本赋摘录于《针灸聚英》中。

【注解及运用】

行针补泻分寒热，泻寒补热须分别，
捻针①向外泻之方，捻针向内补之诀。
泻左须将②大指前，泻右大指当后拽③，
补左大指④向前搓，补右大指往下拽⑤。

①捻针：《针灸大成》作"拈指"，后同。指行针的手法。

②须将：《针灸大成》作"须当"。必须的意思。

③拽（zhuài）：拉、牵引，指捻转毫针的操作手法。

④大指：《针灸大成》作"次指"。

⑤往下拽：《针灸大成》作"往上拽"。

在针刺操作中，补泻之手法是要根据病情的寒热虚实而定。泻法用于泻实证、热证，补法则用于补虚证、寒证，这是在治疗时必须要明确的问题。针刺补泻操作中，向外捻针为泻，向内捻针为补。捻转补泻主要根据针刺时捻转的动作来区分补泻的方法。在施行捻转泻法的针刺操作中，对"左"侧穴位施以泻法要大指向前捻转操作，对"右"侧穴位施以泻法要大指向后捻转操作，这是根据人体左右对大指捻针向前或向后的手法操作。在施行捻转补法的针刺操作时，对"左"侧穴位施以补法要次指向前捻搓操作，对"右"侧穴位施以补法要次指向后捻搓操作，这是根据人体左右对次指捻针向前或向后的手法要求。

针灸治病最讲究补泻之法，是针刺中极为重要的环节。在临床中有"扎针不灵，补泻不明"之说，这体现了针灸补泻的重要性。俗语云"针灸易学，补泻难明"，这说明了补泻手法既是针灸临床之重点，也是一个难点。补泻是中医治疗疾病的基本原则，也是阴阳学说和整体观念在针灸中的具体体现。

针刺补泻源于《内经》，是针刺补虚泻实作用的重要途径，《内经》中的多个篇章有相关论述。《针灸大成》又补充曰："百病之生，皆有虚实，而补泻行焉。"此即指出，一切疾患均有虚实之说，而治疗时当用补泻之法。

《灵枢·经脉》曰："盛则泻之，虚则补之，热则疾之，寒则留之，陷下则灸之，不盛不虚，以经取之。"此即指明了针刺疗法中的治病准则，以维持阴阳协调，保持机体平衡。

《素问·宝命全形论篇》曰："刺实者须其虚，刺虚者须其实。"此即进一步指出运用针刺疗法的补泻纲领。自《内经》之后，补泻手法层出，名目繁多，历代医家多有论述总结，基本以单式补泻手法和复式补泻手法为核心内容，以提插、捻转、进退、针向的操作为基本要领，从而达到补虚泻实、扶正祛邪、调和经气的目的。

捻转补泻法是补泻操作法中最基本的方法，任何手法都离不开捻转的操作，适用于各种疾病的治疗。由于捻转是最容易控制针感的行针方法，因此历代均受重视。捻转补泻法是指针刺得气后，通过对针体捻转的方向、力度的不同来分别达到补泻目的的一种针刺补泻手法。捻转补泻虽然发源于《内经》，但其内容较少见，将捻转补泻手法发展成为一种独立的补泻手法，始于元代窦汉卿所著的《针经指南》一书，其记载"以大指次指相合，大指往上，进为之左；大指往下，退为之右"，明确了以拇指捻针，使针体左右转动而行补泻手法。至明代，捻转补泻手法有了较大的发展，并形成了不同的流派。因此，历代文献中对捻转补泻法的操作记述很不一致。如《标幽赋》言"迎夺右而泻凉，随济左而补暖"，即是右转为泻，左转为补。《针经指南·气血问答》言："以大指、次指相合，大指往上进谓之左，大指往下退谓之右。"《针灸大成》曰"左转从子，能外行诸阳；右转从午，能内行诸阴"，这是从左阳、右阴的角度来论述。《金针赋》言"男子者，大指进前左转，呼之为补；退后右转，吸之为泻""女子者，大指退后右转，吸之为补；进前左转，呼之为泻"，又曰"左与右各异，胸与背不同，午前者如此，午后者反之"，说法不一，难以明确。

笔者根据长期临床实践，结合诸多医家经验，确立了较为实用可靠的捻转补泻法。补法操作：操作者与患者相面而对，针刺得气后，指力着重下沉，以患者心脏为中心，拇指、食指夹持针柄，拇指向前，食指向后，顺时针捻转，拇指用力重，食指用力轻，向心为补。泻法操作：操作者与患者相面而对，针刺得气后，指力轻浮向上，以患者心脏为中心，拇指、食指夹持针柄，拇指向后，食指向前，逆时针捻转，拇指用力重，食指用力轻，离心为泻。

如何补泻有两般，盖是经从两边发。

前面所说的"泻左须将大指前，泻右大指当后拽，补左大指向前搓，补右大指往下拽"这两种左右穴位的不同补泻手法，为什么补泻操作有如此不同呢？这是因为经脉在肢体两侧左右对称存在，由此出现了经脉循行方向的不同，故而出现了这种左右不同的手法。

补泻又要识迎随，随则为补迎为泻。

古人补泻左右分，今人①乃为男女别。

男女经脉一般生，昼夜循环无暂歇，

两手阳经上走头②，阴经胸走手指辍③，

两足阳经头走足，阴经足走腹中结④。

①今人：指明朝《金针赋》诞生的时期。

②上走头：《针灸大成》作"从上头"。手的阳经从手走头，手的阴经从胸走手。

③辍：停止、中止。指两手阳经从手指末端起始，止于头部；手之阴经从胸部起始，终止于手指末端。

④结：聚结。

补泻还需要注意分迎随。迎随补泻法在针刺时，针尖顺着经脉走行的方向为随，是补法；针尖逆着经脉走行的方向称为迎，是泻法。古代补泻操作分左右的不同，今人的针刺补泻操作有男女之不同。经脉经气的循行无男女之分，都是以十二经脉经气循行流注次序，从手太阴肺经开始，顺次传至手阳明大肠经，逐经相传，循行至肝经为一周，然后再由肝经传至肺经，昼夜不息，循环往复，一经接一经地周流不息，循环不断。左右两手上肢，手之三阳经（手阳明大肠经、手少阳三焦经、手太阳小肠经）从手走头，手之三阴经（手太阴肺经、手厥阴心包经、手少阴心经）从胸走手。左右两足下肢，足之三阳经（足阳明胃经、足少阳胆经、足太阳膀胱经）从头走足，足之三阴经（足太阴脾经、足厥阴肝经、足少阴肾经）从足走腹。

在这里首先谈到了迎随补泻法。迎随补泻法又称为"针向补泻""针尖补泻"，本法是以针刺方向与经脉循行走向的顺逆来区分补泻的一种补泻方法，文字记载最早见于《济生拔萃》一书。其理论源于《内经》，《灵枢·终始》言："凡刺之道，毕于终始，明知终始，五脏为纪，阴阳定矣。阴者主脏，阳者主腑，阳受气于四末，阴受气于五脏。故泻者迎之，补者随之，知迎知随，气可令和。和气之方，必通阴阳。"这首先明确了阴阳各经循行逆顺的关系，然后确立了用泻法时迎而夺之（即迎着经气的去路而刺入），用补法时随而济之（即顺着经气的去路而刺入），以此来调和阴阳各经之循行。《灵枢·九针十二原》言："往者为逆，来者为顺，明知逆顺，正行无问，逆而夺之，恶得无虚，追而济之，恶得无实，迎而随之，以意和之，针道毕矣。"论述了逆刺与顺刺的迎随补泻，明确了迎着经脉循行方向为往，往之义就是逆，顺着经脉循行方向为顺。迎之义就是逆经刺，随之义就是顺经刺。《难经·七十二难》中言："所谓迎随者，知荣卫之流行，经脉之往来也，随其逆顺而取之，故曰迎随。"此即在强调弄清营卫之气在经脉中往来运行方向后，施行迎随补泻。可见迎随补泻法由来已久，历代医家都极为重视。目前，较为常用的迎随补泻法有以下两种具体操作。一种方法：进针时，针尖迎着经脉来的方向，斜刺而入，得气为泻；针尖顺着经脉去的方向，斜刺而入，得气为补。另一种方法：顺着经脉取穴，依次而针的方法为补；迎着经脉取穴，依次而针为泻。

早在《金针赋》中，还提出了男女补泻法的不同，载曰"男子者，大指进前左转，呼之为补，退后右转，吸之为泻，提针为热，插针为寒；女子者，大指退后右转，吸之为补，进前左转，呼之为泻，插针为热，提针为寒"。根据男女阴阳之不同而确立了补泻之不同。男子为阳体，大指向前捻转使针左转，并在呼气时施以针刺操作，此为"阳遇阳相顺为补"，阴阳属性都属阳，与男子属阳相顺，则为补法。男子施针时，大指向后捻动使针右转，并在吸气时施以针刺操作，此为"阳与阴相逆为泻"，阴阳属性都属阴，与男子属阳相逆，则为泻法。对男子施针时，向上提针操作属阳，阴阳属性相顺为热补；向下插针操作属阴，阴阳属性相逆为寒泻。女子为阴体，大指向后捻动使针右转，并在吸气时施以针刺操作，此为"阴遇阴相顺为补"，阴阳属性都属阴，与女子属阴相顺，则为补法。对女子施针时，大指向前捻动使针左转，并在呼气时施以针刺操作，此为"阴遇阳相逆为泻"，阴阳属性都属阳，与女子属阴相逆，则为泻法。

本篇认为经脉经气的发生无男女之分，均是相同的循行规律，因此手法补泻并不需要男女之区分，笔者也非常赞同这一观点。

> 随则针头随经行，迎则针头迎经夺，
> 更有①补泻定吸呼，吸泻呼补真奇绝。
> 补则呼出却入针，要知针用三飞法②，
> 气至出针吸气入，疾而一退急扪穴。

①更有：《针灸大成》作"更为"。

②三飞法：针术手法。飞法即捻针数下后，突然松开手指，使针颤动，如飞鸟展翅之状。补者一退三飞真气自归，泻者一飞三退，邪气自避。此三飞法即指飞针三次。

针向迎随补泻主要依据人体经脉循行的逆顺而区分。进针时针尖顺着经脉循行方法刺入，为"随而济之"，可以推动气血的运行而扶正气，此为补法；进针时针尖逆着经脉循行方向刺入，为"迎而夺之"，可以牵制气血的运行而泻邪气，此为泻法。根据补泻的需要，配合施行呼吸补泻操作，吸气进针、呼气出针为泻，呼气进针、吸气出针为补的呼吸补泻操作非常奇妙。针刺徐疾补泻法的手法操作，"补法"是呼气时将针刺入皮下，施以"三进一退"手法。气至得气后退针，吸气时出针，出针时要快速退针并迅速按压孔穴。

呼吸补泻法是根据患者呼气吸气的不同阶段进针或出针，来执行补泻的一种针刺补泻手法。本法最早见于《内经》之中，《素问·离合真邪论篇》载曰："吸则内针，无令气忤；静以久留，无令邪布；吸则转针，以得气为故。候呼引针，呼尽乃去，大气皆出，故命曰泻……必先扪而循之，切而散之，推而按之，弹而怒之，抓而下之，通而取之，外引其门，以闭其神。呼尽内针，静以久留。以气至为故，如待所贵，不知日暮，其气以至，适而自护。候吸引针，气不得出，各在其处，推阖其门，令神气存，大气留止，故命曰补。"说明吸气进针，再候吸气捻针，呼气时退针，使邪气排出为泻。施以补法时，除了配合扪、循、切、按、弹、抓的辅助导气手法外，呼气时进针，候吸气时退针，使神气存为补。

《素问·调经论篇》曰："泻实者气盛乃内针，针与气俱内……针与气俱出……候呼内针，气出针入……方实而疾出针，气入针出……是谓追之。"此处的气出即指呼气，气入指吸气。

呼吸补泻法是后世医家在《内经》的基础上，逐步发展起来的一种补泻之法。本法操作时，以患者鼻吸气、口呼气为自然呼吸状态。补法：呼气时进针，针刺得气后，呼气时向下插针，吸气时向上提针数次，最后在吸气时出针。泻法：吸气时进针，针刺得气后，吸气时向下插针，呼气时向上提针数次，最后在呼气时出针。

泻则吸气方入针，要知阻气[①]**通身达，**
气至出针呼气出，徐而三退穴开禁[②]**。**

①阻气：《针灸大成》作"祖气"。是指因经络闭塞以致气机阻滞不畅而言。

②徐而三退穴开禁：《针灸大成》在此下增添了"此诀出自梓桑君，我今受汝心已雪，正是补泻玄中玄"三句。

泻法即"一进三退"（亦称"一飞三退"）。吸气时进针入皮下，施行一飞法，以使阻滞的气血通达全身，气至得气后退针，呼气时出针，退针时要慢慢操作，不扪闭孔穴。

徐疾补泻法是补泻针法中最早的一种手法，其最早记载见于《内经》中。徐疾补泻法是指以进针和退针的快慢或以留针时间的长短来区分补泻的一种针刺补泻手法。《灵枢·九针十二原》言："徐而疾则实，疾而徐则虚。"这是针刺之补泻大法。徐，意指缓慢；疾，意指快速。运用针刺方法，进或退都有快慢问题，因而掌握快慢被看作是刺法的要点。所以《灵枢》又说："刺之微，在速迟。""速迟"也是说的"疾徐"。补泻法贯穿于从进针到出针的全过程。慢进针，快出针，不伤正气（使虚者实）为补；快进针，慢出针，能祛除病邪（使实者虚）为泻。这就是《灵枢·小针解》所解释的"徐而疾则实者，言徐内而疾出也；疾而徐则虚者，言疾内而徐出也"。疾进而徐出的目的在于祛邪外出，徐进而疾出的目的则在于不伤正气。

《素问·针解篇》言："徐而疾则实者，徐出针而疾按之；疾而徐则虚者，疾出针而徐按之。"这里不提进针，只就出针和按穴情况来分徐疾。意思是慢出针而速按其穴为补，速出针而慢按其穴为泻。这里所说的"出针"已不同于《灵枢》所指的退针过程，而是指针刺时间的长短。当今针灸临床针刺补泻主要以《灵枢》为准。如补法采用分三次进针，按浅、中、深，逐步深入，退针则由深部一次退到浅部，即体现了"徐进、疾出"；泻法采用一次进针直达深部，退针则分三次，按深、中、浅，逐步浅出，即体现了"疾进、徐出"。《素问》所说的补法用"徐出针"，泻法用"疾出针"，是指针刺时间的长或短。徐疾补泻法具体操作：当进针刺入表皮之下后，分段徐徐缓慢进针，稍微捻转，气至出针时，先将针提针至皮下，稍停顿，然后快速出针为补；把针刺入皮下后，快速一次进针至应达深度，多加捻转，气至或留针气至后，缓慢分段出针，为泻法。

莫向人前容^①易说。

①容：《针灸大成》作"轻"。

这个补泻歌诀出于梓桑君，我现在传授给你们，使你们心中明白如雪。补泻的方法玄妙极了，一般不要轻易说出去。

【临床意义】

本首歌赋是专论各种补泻手法的歌诀，所述的手法主要以简单实用的单式手法为主，重点阐述了捻转、迎随、开阖、呼吸、徐疾等针刺补泻手法的操作方法及原则。所述内容简明扼要，重点突出，通俗易懂，易于理解记忆，强调了针刺手法的重要性，内容实用性极强，有效地推广了针刺手法在临床的运用，因此值得临床重视。

第六章　十二字分次第手法歌

【歌赋】

一、取穴歌（爪切）

> 取穴先将爪切深，须教毋外慕其心，
> 致令荣卫无伤碍，医者方堪入妙针。

二、持针歌（指持）

> 持针之士要心雄，势如握虎与擒龙，
> 欲识机关三部奥，须将此理再推穷。

三、温针歌（口温）

> 温针一理最为良，口内调和纳穴场，
> 毋令冷热相争搏，荣卫宣通始得祥。

四、进针歌（进针）

> 进针理法取关机，失经失穴岂堪施，
> 阳经取陷阴经脉，三思已定再思之。

五、指循歌（指循）

> 循其部分理何明，只为针头不紧沉，
> 推则行之引则止，调和血气两来临。

六、摄法歌（爪摄）

> 摄法应知气滞经，须令爪切勿交轻，
> 上下通行随经络，故教学者要穷精。

七、退针歌（针退）

> 退针手法理谁知，三才诀内总玄机，
> 一部六阴三气吸，须史疾病愈如飞。

八、搓针歌（指搓）

搓针泄气最为奇，气至针缠莫急移，
浑如搓线攸攸转，急转缠针肉不离。

九、捻针歌（指捻）

捻针指法不相同，一般在手两般穷，
内外转移行上下，邪气逢之疾岂容。

十、留针歌（指留）

留针取气候沉浮，出容一豆入容侔，
致令荣卫纵横散，巧妙玄机在指头。

十一、摇针歌（摇针）

摇针三部六摇之，依次推排指上施，
孔穴大开无窒碍，致令邪气出如飞。

十二、拔针歌（指拔）

拔针一法最为良，浮沉涩滑任推详，
势犹取虎身中尾，此诀谁知蕴锦囊。

总歌

针法玄机口诀多，手法虽多亦不过，
切穴持针温口内，进针循摄退针搓，
指捻泻气针留豆，摇令穴大拔如梭，
医师穴法叮咛说，记此便为十二歌。

　　本歌赋首载于《针灸大成》，目前认为本歌赋乃杨继洲所作。本歌赋列于《针灸大成》卷四《三衢杨氏补泻》章节中，题为《十二字分次第手法及歌》，总结了针灸临床中的十二个单式针刺手法。杨氏《卫生针灸玄机秘要》目前不存，靳贤补辑重编时录入其中内容。其歌赋主要记载了十二种手法的总结。十二种手法各为：进针前爪切、持针、口温；进针中的进针、指循、爪摄、针退、指搓、指捻、指留、摇针；出针时的指拔。后来在《医宗金鉴》中有转载。

　　本歌赋摘录于《针灸大成》。

【注解及运用】

一、取穴歌（爪切）

取穴先将爪切深，须教毋外慕其心，
致令荣卫无伤碍，医者方堪入妙针。

此段概述了针刺操作的押手方法。在针刺之时，先用左手大指爪甲重切所针之穴上皮肤，使患者肌肉放松，令气血宣散，且要让患者心专于内，感受针下之感，然后医者下针，使针不伤营卫，这样操作才能达到针刺之妙。

本段主要谈及了针刺时押手的作用和"治神"的重要性。押手，即非持针之手；术者持针之手则称为刺手。针刺的操作过程是刺手与押手相互配合而完成的。早在《难经·七十八难》中明确地指出，"知为针者信其左，不知为针者信其右"，这由此说明了押手在操作过程中的重要性。进针之要在于无痛，只有进针不痛，患者才能易于接受针刺治疗，医患配合，便于术者进一步施针，而进针无痛之要诀在于押手与刺手的协调配合。正如《标幽赋》所言"左手重而多按，欲令气散；右手轻而徐入，不痛之因"，强调了押手在针刺时减轻针刺疼痛发挥的重要作用。在针刺时，押手重按欲刺之穴的皮肤，可宣散局部气血，使皮肤松缓，缓解患者的紧张情绪，或是在患者呼吸或咳嗽时进针，也可分散患者的注意力。当押手感觉到患者肌肉松缓，"气血宣散"之时可轻松地进针。押手不仅仅是在针刺进针之时所用，而且伴随着整个针刺过程的运用。在进针阶段，有治神的作用，有揣穴之用，有激发经气和辅助针刺四个方面的作用；在行针阶段，有催气行气及控制感传两个方面的作用；在留针阶段，一是为候气、得气之用，二是在守气之时发挥补虚泻实之用；在出针阶段，押手可起到辅助补泻与止血除痛之用。可见押手是针刺的重要内容，当今临床却多被忽视，应当加强临床重视，使针灸能发挥出更好的作用。

《素问·宝命全形论篇》言"凡刺之真，必先治神"，《灵枢·官能》篇也说"用针之要，无忘其神"，《灵枢·九针十二原》篇言"粗守形，上守神"，均强调了"治神"在针刺治疗中的重要性。这里的"治神"有两方面的含义：一是在针刺过程中，术者要全神贯注，细心体察针下经气的虚实、强弱变化；二是应同时密切观察患者的表情和反应，包括气血的盛衰、邪正的虚实。也就是说，针刺治疗自始至终必须同时注重术者与患者之神。整个针刺过程始终与神的关系极为密切，针刺时先安神，留针之中要实神，出针时用神，以及针后的养神，都是针刺时所要注意之处。

二、持针歌（指持）

> **持针之士要心雄，势如握虎与擒龙，**
> **欲识机关三部奥，须将此理再推穷。**

此段概述了针刺操作的刺手方法。针刺之时，持针者要胆大心细，手中犹如握虎，不要懈怠放松，旋插直至腠理，然后再行针用捻转、提插等不同手法，达到得气目的。故《针灸大成》在原文中注有"凡下针，以右手持针，于穴上着力旋插，直至腠理，吸气三口，提于天部，依前口气，徐徐而用"。

本段概述了针刺操作的手法，即指持法，一般多为右手，即刺手的作用。针治时所持的态度与疗效有着十分密切的关系。历代皆极为重视，早在《内经》中就有诸多的相关论述，《素问·针解篇》曰"手如握虎者，欲其壮也；神无营于众物者，静志观病人，无左右视也"，《灵枢·九针十二原》曰"持针之道，坚者为宝。正指直刺，无针左右，神在秋毫，属意病者，审视血脉，刺之无殆"，《标幽赋》言"目无外视，手如握虎；心无内慕，如待贵人"，这皆是强调了针刺时的用心及刺手持针的心态。在针灸操作时，医者必须思想集中，精神贯注，如同擒握着猛虎那样沉着、果决。绝不心粗气躁，慌张草率。这样，既可以避免医疗事故，又能提高疗效。

三、温针歌（口温）

温针一理最为良，口内调和纳穴场，
毋令冷热相争搏，荣卫宣通始得祥。

此段说明了针刺前的准备，应使针体温热。针刺时通过口内加温是一种非常好的方法，可先将所用之针，入于口中，使之温热，再施以针刺（现已完全淘汰）。可避免冷热相争，加强了调和营卫、气血之效，能使血气调和，而得安详。

古代认为通过口内加温之方法，能借助医者口内之阳气，祛除针之寒气，针体温度适宜，使得被刺的穴位，不致突然感觉到针体的寒冷刺激，使患者不舒适而使得经络之气受阻。但以口温针之法，容易交叉感染，不符合现代医学操作要求，目前已经被完全淘汰。但从中可以得到一定提示，针刺时需要注意患者的体质，保证环境温暖，操作者手的温度要温热，虚寒者宜以温针法为主，或采用灸治之法。

四、进针歌（进针）

进针理法取关机，失经失穴岂堪施，
阳经取陷阴经脉，三思已定再思之。

此段概述了进针法。在下针时，要病患神气定、息数匀，医者亦如此。关机最密，切勿太匆忙，须要先细审经络穴位在何部位，不可轻易施针，防止失其穴、失其经。如在阳部，必取筋骨间陷下之处，而不伤于筋骨；如在阴分，郄腘之间，动脉相应，则以爪甲重切经络，稍待片刻，方可进针，而不伤于营卫。又必三思已定，然后下针，病可痊愈。

《素问·宝命全形论篇》曰："凡刺之真，必先治神。"《标幽赋》言："凡刺者，使本神朝而后入；既刺也，使本神定而气随；神不朝而勿刺，神已定而可施。"这明确地说明了刺法的主要问题：施术者不要仅局限于针灸的刺激作用，还必须先掌握患者的精神和气行血循的情况。在未刺之前，首先要有安静的环境，使患者的身心得以休养，从多方面来解除患者因疾病或因针刺所带来的种种精神上的不安。当进针之后，仍要做到"使本神定而气随"，时时注意患者的表情，随其所表现的反应，运用各种手法，以使患者能够有效地接受治疗。

经穴分布于阳部的，是指属于阳经的穴位，在人体的阳面，如头、面、背、腰以及四肢的外侧等处。在阴分的，是指属于阴经的经穴，分布在人体的阴面，如胸、腹以及四肢的内侧等处。所有阴阳各经穴的位置，按照经络的循行路线，主要是分布在筋骨之侧，陷下、膝腘之间，或在动脉相应之处。正如《标幽赋》所言："在阳部筋骨之侧，陷下为真；在阴分郄腘之间，动脉相应。"具体地说，全身经穴的分布概况：两筋相去之间；两骨相去的中间空处，或两骨的间隙中间；肌肉的凹陷处，每一肌肉与肌腱之间；两骨相去的前后；动脉相应处，即有动脉分布而且可以用手触到的部位。所以，要寻找穴位，就必须认识各经穴分布的部位，以此为根据，也就易于寻找准确。

五、指循歌（指循）

循其部分理何明，只为针头不紧沉，
推则行之引则止，调和血气两来临。

此段概述了指循法。在针刺之后，若无针感，操作者可在患者身上用手在经络上下按摩施术。尤其是经气不足，气至迟缓或气不至的虚证，用手指随经脉的顺逆，轻柔地上下循按，使气血往来调和。

指循法是指进针前后用手揣摩经络循行路线，使经络之气疏通，循经而至的一种针刺辅助手法。在此指的是针刺后不得气的一种辅助手法，是进针后进行催气的一种方法。当针刺一定深度之后，如不能得气，可以用本法来催气。正如《针灸大成》所言："指循者：凡下针，若气不至，用指于所属部分经络之路，上下左右循之，使气血往来，上下均匀，针下自然气至沉紧。"《针灸问对》也有详细的阐述，其言："下针后，气不至，用手上下循之……上下往来抚摩，使气血循经而来，故曰循以至气。"元代窦汉卿所著《金针赋》中亦记载："循而摄之，行气之法。"本法具体操作：从离针刺穴位最近的一个穴位开始（一般选用离病所较近端方向的循行路径上的穴位），由近及远，按压同一经络上的穴位，如此反复施术若干次后，再在针刺穴位上捻转提插。有时亦可用左手循按，右手同时捻转提插，如此可能出现得气现象。

六、摄法歌（爪摄）

摄法应知气滞经，须令爪切勿交轻，
上下通行随经络，故教学者要穷精。

此段概述了摄法。当针刺后针下邪气滞涩不行，此时可用摄法，随经络上下，用大指爪甲重切经脉之上下，以使正气流行，使邪气散泄，经气通畅，而针下自觉活动。

摄法是指以押手在针刺穴位所在经络上下按切，用以行气通气的一种针刺辅助手法。该法最早见于著名医家窦汉卿所著的《针经指南》一书中，其言："摄者，下针如气涩滞，随经络上，用大指甲上下切其气血，自得通行也。"明代著名医家汪机所著的《针灸问对》中亦有详细的叙述，其言："用大指、食指、中指三指甲，于所属经分来往摄之，使气血流行，故曰摄以行气。"本法的具体操作：以拇指、食指、中指指甲在针刺穴位所属经络上下，按经络循行路线分段切压片刻，也可在同一经络的邻近穴位上以指代针按切腧穴。具有行气和解除滞针的作用。

七、退针歌（针退）

退针手法理谁知，三才①诀内总玄机，
一部六阴三气吸，须臾疾病愈如飞。

①三才：指天、地、人三部针刺深度。

此段描述了退针法，即提针法。是指针从地部退至人部、天部，或由人部退至天部的退针方法，也就是从深层提到浅层。三才之内，皆有要诀玄机，不可不知。如欲退针，必须缓缓而出，自地部退至人部，再渐退至天部，俱用少阴之六数泻之，每一部六数，须要少停，三部共行三六一十八数，令病患吸气三口，随吸随提，徐徐退至天部，其疾病就会瞬间痊愈了。

退针法，即提针法，是由深层退至浅层的一种补泻法，为泻法，其目的是散气。《针灸大成》载："针退者：凡退针，必在六阴之数，分明三部之用，斟酌不可不诚心着急，混乱差讹，以泻为补，以补为泻，欲退之际，一部一部以针缓缓而退也。"其具体操作：根据需求从深刺（即地部）逐渐向浅层（到人部或天部），每次都施以六阴数，连续捻针六次属阴，为泻；如未得气时，少停后，可再行反复施术，达三六一十八次。如因病情需要，可行"少阴"之数，行针六六三十六次。此外，在一些特殊情况下，还可行"老阴"之数，即九六五十四次。但"老阴"之数要分三次进行：第一次老阴数行针十八次，第二次老阴数行针四十八次，第三次老阴数行针五十四次。每次行针，都要稍停之后再施术为宜。

八、搓针歌（指搓）

搓针泄气最为奇，气至针缠莫急移，
浑如搓线攸攸转，急转缠针肉不离。

本段描述的是搓针之法。搓针之法，祛除外邪作用强。如觉针下气紧，切勿急移，须用泻法，但应微微转动，如搓线之状，若转之太紧，必致肉缠针头，邪气滞涩，而不能发挥作用。

搓针法又称为指搓法。《针灸大成》中记载："指搓者：凡转针如搓线之状，勿转太紧，随其气而用之。若转太紧，令入肉缠针，则有大痛之患。若气涩滞，即以第六摄法切之，方可施也。"当进针后，使针向左右方向转动，以令其气至，但不能转动得太紧，以防止肌肉缠针造成疼痛。搓法是指将针柄朝一个方向捻转，如搓线状，使肌肉纤维适度缠绕针体，利用其牵拉作用，激发经气，加强补泻作用，追求出现凉、热针感的一种针刺辅助手法。该法最早见于元代著名医家窦汉卿所著的《针经指南》中，其言："凡令人觉热，向外针似搓线之貌，勿转太紧。治寒而里卧针，依前转法，以为搓也。"明代汪机所著《针灸问对》谓该法为："如搓线之状。勿转太紧，令人肥肉缠针，难以进退。左转插之为热，右转提之为寒，各停五息久，故曰搓以使气。"进一步指明了该法的补泻操作方法。其具体操作方法：用拇指和食指握住针柄，由食指末节横纹开始，用拇指如搓线样向前搓动至食指端，以针下沉紧有被肌肉缠着感为度，角度一般在360°以上。由食指末节横纹向食指端搓，向左、向内为补，常可产生热感；反之，由食指端向食指末节横纹搓，向右、向外为泻，常可产生凉感。也可将针朝一个方向搓转，进而无退；也可配合颤、提、摇等手法。

九、捻针歌（指捻）

捻针指法不相同，一般在手两般穷，
内外转移行上下，邪气逢之疾岂容。

本段描述了指捻法。虽然一般在手，而指法不同，故功效有两般。如欲治上，则大指向外捻，外捻者令其气向上；如欲治下，则大指向内捻，内捻者令其气至下。内捻为补，外捻为泻。如经络向下者，转针头逆之则为迎；经络向上者，移针头顺之则为随。指法得宜，则正气自复，而邪气自退。

指捻法就是将针刺入一定深度后，用拇指、食指一前一后交替转动的方法，也就是拇指和食指向内、外来回捻转的操作过程。可用于催气、行气或施行补泻。故《针灸大成》言："指捻者：凡下针之际，治上大指向外捻，治下大指向内捻。外捻者，令气向上而治病；内捻者，令气至下而治病。如出至人部，内捻者为之补，转针头向病所，令取真气以至病所。如出至人部，外捻者为之泻，转针头向病所，令夹邪气退至针下出也，此乃针中之秘旨也。"此法在前已有所述，故在此不再赘述。

十、留针歌（指留）

留针取气候沉浮，出容一豆入荣侔[①]，

致令荣卫纵横散，巧妙玄机在指头。

①荣侔（móu）：在此作相等讲。

此段讲述了留针法。即在出针时，当针体出至天部时，入针至地部，须在皮肤肌肉间徐徐容留，令营卫宣散，方可出针入针。若出针太急，则血随针出，反伤营卫，其巧妙玄机，全在指头。

本法是指在出针时，不立即将针拔出，而将针提至天部，在皮下停留一段时间，使营卫之气疏散，不致随针外逸的一种方法。《针灸大成》言："指留者：如出针至于天部之际，须在皮肤之间留一豆许，少时方出针也。"

十一、摇针歌（摇针）

摇针三部六摇之，依次推排指上施，

孔穴大开无窒碍[①]，致令邪气出如飞。

①窒碍：障碍。

摇针者，如出针三部欲泻之际，每一部摇二三摇，多者不过六摇而已。以指捻针，如扶人头摇之之状，使孔穴开大，气血运行无障碍，可使邪气迅速外出。

摇法即指出针时摇动针体，使针孔扩大，以泻实行气的一种针刺辅助手法。该法始见于《灵枢·官能》，其所言"摇大其穴，气出乃疾"，即是此法。元代窦汉卿所著《针经指南》记载："凡泻时，欲出针，必须动摇而出者是也。"指出了摇法是出针的泻法。《金针赋》明确地将摇法作为出针之法，如"摇而退之，出针之法"。明代杨继洲在其所著的《针灸大成》中记载："摇而伸之，此乃先摇动针头，待气至，却退一豆许，乃先深而后浅，自内引外，泻针之法也。"更是将该法用于泻法出针之时。摇法具体操作方法：得气后，以指捻针柄，似摇铃式左右摇动针体，操作多在180°～360°，一般不超过3遍，边摇边提针，摇时要上下、左右摇摆，使针孔扩大，而后疾出针。

十二、拔针歌（指拔）

拔针一法最为良，浮沉涩滑任推详，
势犹取虎身中尾，此诀谁知蕴锦囊①。

①锦囊：用绸、缎、帛等做成的袋子，古人多用于藏文稿或密件。

针刺完毕拔针，最要精详，不可轻率忙乱。如欲出针，须待针下气缓，不沉不紧，觉轻动滑快，方以右指捻住针尾，以左手大指按其针穴及穴外之皮，令针穴门户不开，神气内存，然后拔针，以使不至于出血。这是针刺之要诀。

此为出针之手法，当针刺达到了治疗要求，将针拔出的过程。临床根据治疗目的和手法的需要，分为平法出针、补法出针和泻法出针三种。平法出针：押手持消毒干棉球按于针孔周围，刺手持针轻微捻转，慢慢将针提至皮下，然后迅速拔出，切勿强力出针。补法出针，《针灸大成》载曰："补者吸之，急出其针，便以左手大指按其针穴，及穴外之皮，令针穴门户不开，神气内守，亦不致出血也。"在患者吸气时，即出针欲应用补法时，刺手快速将针提至皮下，迅速拔出，押手同时急按针孔。泻法出针，《针灸大成》记载："泻者呼之，慢出其针，勿令气泄，不用按穴。"这是说刺手慢慢将针提至皮下，在患者呼气时，摇大针孔，缓慢地将针拔出，不按闭针孔。

总歌

针法玄机口诀多，手法虽多亦不过，
切穴持针温口内，进针循摄退针搓，
指捻泻气针留豆，摇令穴大拔如梭，
医师穴法叮咛说，记此便为十二歌。

针法口诀虽多，皆不免于繁杂。杨氏撮其精要，编为《十二字分次第手法歌》，即爪切、指持、口温、进针、指循、爪摄、退针、指搓、指捻、指留、摇针、指拔，内容简明切当，容易记忆，便于后学。

【临床意义】

本歌赋总结了临床常用的基本刺法，以歌赋形式总结归纳了12种单式针刺手法，分别为爪切、指持、口温、进针、指循、爪摄、退针、指搓、指捻、指留、摇针、指拔，是针灸治疗中比较完整的基本刺法。这一套行针术是针刺的基本手法，目前除了口温之法，其余11种针法至今仍为针灸临床之重要针刺手法，有着重要的临床价值，对推广针刺手法起到了重要的作用。全篇以歌赋形式记载，内容总结精当，涉及面广，语言文字精练，通俗易懂，便于理解，便于记忆，是一篇极为重要的针刺手法总结。

第七章　烧山火与透天凉口诀

【歌赋】

一、烧山火

烧山火，能除寒，三进一退热涌涌，
　　鼻吸气一口，呵五口。
烧山之火能除寒，一退三飞病自安。
始是五分终一寸，三番出入慢提看。

二、透天凉

透天凉，能除热，三退一进冷冰冰，
　　口吸气一口，鼻出五口。
一身浑似火来烧，不住之时热上潮。
若能加入清凉法，须臾热毒自然消。

此口诀首载于《针灸大成》，为杨氏针法口诀之一。《针灸聚英》也有《烧山火歌》，主要论述烧山火手法的主治作用。从文字内容来看，杨氏关于烧山火手法主治作用部分应该是改写于《针灸聚英》中。"烧山火"与"透天凉"均是一种复式补泻手法，"烧山火"属于热补法，"透天凉"属于凉泻法。本歌诀是杨继洲对"烧山火"与"透天凉"两种手法的概括，以歌诀形式归纳了"烧山火"与"透天凉"的主治作用。

本口诀选自《针灸大成》。

【注解及运用】

一、烧山火

烧山火，能除寒①，三进一退②热涌涌，
　　鼻吸气一口，呵③五口。

烧山之火能除寒**，一退三飞**④**病自安。**

始是五分终一寸，三番出入慢提看。

①除寒：作"散寒"解，即烧山火有温补散寒的作用。

②三进一退：分三部（浅、中、深三层）依次逐步推进，而一次直接退针至皮下。三进一退，体现了徐进疾出的补法原则。

③呵：指用力以口呼出气。

④一退三飞：即三进一退的提插手法。

烧山火这种针刺法是一种热补法，能祛除人体之寒邪，采用三进一退法的操作，就会有热感传导，通过鼻子吸气，用力以口呼气。烧山火能祛除人体之寒邪，采用三进一退法的操作，寒邪就会被祛除，疾病就会痊愈。先是针刺5分深，行九阳数之后，再渐渐针刺至1寸深，三出三入，慢提紧按。

《针灸大成》具体运用：凡用针之时，须捻运入五分之中，行九阳之数，其一寸者，即先浅后深也。若得气，便行运针之道。运者男左女右，渐渐运入一寸之内，三出三入，慢提紧按，若觉针头沉紧，其插针之时，热气复生，冷气自除，未效，依前再施也。若能认真、正确地操作，就可起到寒祛热复的作用，正如《针灸甲乙经》所言：四肢似水最难禁，憎寒不住便来临，医师运起烧山火，患人时下得安宁。

二、透天凉

透天凉，能除热，三退一进①**冷冰冰，**

口吸气一口，鼻出五口。

一身浑似②**火来烧，不住**③**时时热上潮。**

若能加入清凉法，须臾④**热毒自然消。**

①三退一进：一次推进到深层，再分三部依次逐步退针。三退一进，体现了疾进徐出的泻法原则。

②浑似：非常像，酷似。

③不住：表示持续性。

④须臾：片刻，一会儿。

透天凉这种针刺法是一种凉泻法，能祛除人体之热邪，采用三退一进法的操作，就会有凉感传导，通过用口吸气，鼻呼气。全身热得像被火烧一样，这种热感一阵阵地上涌，接连不断。若能加入清凉的透天凉之法，一会儿就会产生一种凉气，热毒就会自然消退。

《针灸大成》具体运用：凡用针时，进一寸内，行六阴之数，其五分者，即先深后浅也。若得气，便退而伸之，退至五分之中，三入三出，紧提慢按，觉针头沉紧，徐徐举之，则凉气自生，热病自除；如不效，依前法再施。若能认真、正确地操作，就可起到热祛病愈的作用，正如《针灸甲乙经》所言：一身浑似火来烧，不住时时热上潮。若能加入清凉法，须臾热毒自然消。

烧山火与透天凉均是复式手法的代表。透天凉与烧山火两法相对，其相关内容最早记载见于《内经》中，《素问·针解篇》言"满而泄之者，针下寒也，气虚乃寒也"，《灵枢·九针十二原》言"刺诸热者，如以手探汤；刺寒清者，如人不欲行"。《扁鹊心书》中就有关于针刺生热治衄血的记载。其文曰："一人患脑衄，日夜有数升，诸药不效。余为针关元穴，入二寸留二十呼，问病患曰：针下觉热否？曰：热矣。乃令吸气出针，其血立止。"这是关于此两种手法的最早文字论述。金·窦汉卿《针经指南》始称"凉泻"。"透天凉"的提法首见于明·徐凤《金针赋》中。之后的《针灸大成》则更为系统完善地论述了这两种手法。其后，历代医家虽根据各自的临床经验，手法各有侧重，但皆以《金针赋》和《针灸大成》中所载针刺手法为准绳。烧山火为针刺补法的综合应用，通过手法使阳气入内，可使患者在局部或全身出现温热感，所以称作"烧山火"。烧山火适用于顽麻冷痹等虚寒之证。透天凉为针刺泻法的综合应用，通过手法使阴气向外，可使患者出现凉感，所以称作"透天凉"。透天凉适用于肌热骨蒸等热证。

【临床具体运用】

烧山火：视穴位的可刺深度，做浅、中、深三层或浅、深两层操作。先浅后深，每层（部）依次各做紧按慢提（或用捻转）法九数，然后退针至浅层，称之为一度。如此反复施术数度，使之能产生温热感。本法也可结合其他补泻手法中的补法同用，如在患者呼气时进针插针，在吸气时退针出针，出针后迅速扪闭针孔等。

透天凉：针刺入后直插深层，做浅、中、深三层或浅、深两层操作。先深后浅，依次在每一层中各紧提慢按（或捻转）六数，称之为一度。如此反复施术数度，使之能产生凉感。本法也可结合其他补泻手法中的泻法同用，如在患者吸气时进针插针，在呼气时退针出针，出针时摇大其孔，不扪其穴等。

综合来看，烧山火与透天凉两法主要以徐疾法中的三进一退或一进三退和提插法中的紧按慢提或紧提慢按结合九六数等法组合而成。

"慢提紧按"是烧山火手法操作的核心。慢提紧按操作的关键是拇指向左捻转针的同时，应重插轻提，关键是始终保持针下沉紧。这样紧按就会增大下插的阻力，使下插的速度不会很快，从而使重插与徐进能较为和谐。"紧提慢按"（急提慢按）则与此相反。既紧提又有慢按，形成了一快一慢及一重一轻的一提一插的紧提慢按法。根据《难经》的记载，补法须"从卫取气""推而内

（纳）之”，所以采用以按纳为主的紧按法。泻法须"从荣（营）置气""动而伸之"，所以采用以抽提为主的紧提法。

应用烧山火或透天凉法，以选取肌肉比较丰厚处的穴位为宜，头面、胸壁、肢端等肌肉浅薄处的穴位不宜使用。当得气感应强时，手法也不宜太重，重复次数不要太多。经过数度操作而始终未引起温热或凉感者，不可强为其难。

附：《金针赋》《针灸问对》《医学入门》中记载的烧山火、透天凉的内容

1.《金针赋》中的内容

（1）烧山火

烧山火，治顽麻冷痹，先浅后深，凡九阳而三进三退，慢提紧按，热至，紧闭插针，除寒之有准。

（2）透天凉

透天凉，治肌热骨蒸，先深后浅，用六阴而三出三入，紧提慢按，徐徐举针，退烧之可凭。皆细细搓之，去病准绳。

2.《针灸问对》中的内容

（1）烧山火

针入先浅后深，约入五分。用九阳三进三退，慢提紧按，热至，紧闭针穴，方可插针。令天气入，地气出，寒可除矣。又云，一退三飞。飞，进也。如此三次，为三退九进，则成九矣。其法，一次疾提至天，三次慢按至地，故曰疾提慢按。随按，令病人天气入，地气出。谨按生成息数，病愈而止。一说，三进三退者，三度出入，三次则成九矣。九阳者，补也，先浅后深者，浅则五分，深则一寸。

（2）透天凉

先深后浅，约入一寸，用六阴三出三入。紧提慢按，寒至，徐徐退出五分，令地气入，天气出，热可退也。又云，一飞三退。如此三次，为三进六退，即六阴数也。其法，一次疾插入地，三次慢提至天，故曰疾按慢提。随提，令患人地气入，天气出，谨按脏腑生成息数，病自退矣。一说，一度三进三退，则成六矣。六阴者，补也。

3.《医学入门》中的内容

（1）烧山火

一切冷证，先浅入针，而后渐深入针，俱补老阳数。气行针下紧满，其身觉热，带补慢提急按老阳数，或三九二十七数，即用通法，扳倒针头，令患人吸气五口。使气上行，阳回阴退，名曰进气法，又曰烧山火。

（2）透天凉

一切热证，先深入针，而后暂浅退针，俱泻少阴数。得气觉凉，带泻急提慢按初六数，或三六一十八数，再泻再提，即用通法，徐徐提之，病除乃止，名曰透天凉。

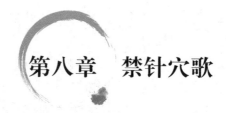

第八章　禁针穴歌

【歌赋】

脑户囟会及神庭，玉枕络却到承灵，
颅息角孙承泣穴，神道灵台膻中明。
水分神阙会阴上，横骨气冲针莫行，
箕门承筋手五里，三阳络穴到青灵。
孕妇不宜针合谷，三阴交内亦通论，
石门针灸应须忌，女子终身孕不成。
外有云门并鸠尾，缺盆主客深晕生，
肩井深时亦晕倒，急补三里人还平。
刺中五脏胆皆死，冲阳血出投幽冥，
海泉颧髎乳头上，脊间中髓伛偻形。
手鱼腹陷阴股内，膝膑筋会及肾经，
腋股之下各三寸，目眶关节皆通评。

　　本歌赋最早见于《医经小学》，《针灸大全》《针灸大成》《针灸聚英》及《医宗金鉴》等书籍皆有记载，可见本歌赋具有深远的影响性和重要性，是古代医家长期临床实践中总结出来的经验教训。各书记载的腧穴名称基本相同，唯《医宗金鉴》一书中多了乳中一穴。在记载的腧穴顺序上，《针灸聚英》《针灸大全》《医宗金鉴》均相同，唯有《针灸大成》与上述之书有差异。本歌赋先介绍了22个禁针穴之后，又就某些穴位在特殊情况下宜禁针作了说明，并且还讲述了禁针穴用穴后的严重后果，内容更为全面，临床实用性更强。

　　本歌赋选自《针灸大成》。

【注解及运用】

脑户囟会及神庭。

本句首先说明了头部的脑户、囟会与神庭三穴要禁针。

脑户穴属督脉，且为督脉与足太阳经之交会穴，在后枕部正中线上2.5寸，枕外粗隆上缘凹陷中。督脉上头通脑，本穴为其通脑之门户。更考足太阳之脉，"起于目内眦，上额交颠……入络脑，还出别下项"。当由本穴透出下行，故名脑户。足太阳经与督脉于此交会，故本穴又为两经脉之交会穴。《铜人腧穴针灸图经》言："禁不可针，针之令人哑不能言……可灸七壮，亦不可妄灸，令人失喑。"《素问·刺禁论篇》言："刺头中脑户，入脑立死。"盖谓刺之过深，伤及脑髓也。综观本穴所用，为禁针之穴，灸之不可过，且要慎灸。目前临床可针，但要注意针刺方向与针刺深度，一般平刺0.5~1寸，本穴功善息风潜阳，需慎灸。

囟会穴属督脉，在前发际正中直上2寸，在额骨上方与顶骨联合处，故称为囟或囟门。人在思虑之际，神志会于囟门，故名囟会。别名囟上、鬼门、囟门、顶门。本穴历代均言小儿囟门未闭合者禁针，若针刺会导致早夭。《铜人腧穴针灸图经》谓八岁之后，乃可针。大脑为颅骨所保护，对成年人来说针刺不易直接伤及，但小儿囟门未闭合时，有刺中的可能。在古代医籍有记载囟门未闭合者针刺本穴令人夭折之病案，因此对囟门未闭合者确应当禁刺，尤其对脑积水的患儿更应注意。一般平刺0.5~1寸。

神庭穴在脑海前庭，为神识所在之庭堂，故名神庭，归属督脉，为督脉与足太阳经、足阳明经之所会。在《针灸甲乙经》中记载："神庭，在发际，直鼻，督脉，足太阳、阳明之会。禁不可刺，令人癫疾，目失精。灸三壮。"可见本穴在古代为禁刺之穴，通过现代临床证实，一般情况下针刺之时向上沿皮刺0.5~1寸左右无不良反应，但对于小儿应当慎刺，注意针刺深度与针刺强度，正如《高式国针灸穴名解》中言"须慎审从事，宁不及，勿太过"。本穴可灸之。

玉枕络却到承灵。

本句说明了玉枕、络却与承灵穴是禁刺之穴。

玉枕穴属足太阳膀胱经，平枕外隆凸上缘的凹陷处，即在后发际正中直上2.5寸，旁开1.3寸的位置。玉，珍贵也。脑，为人体之贵。本穴在枕骨粗隆之旁，是人寝息着枕之处，故名"玉枕"。本穴下浅层有枕大神经，深层为脑髓之处，故在针刺时要注意针刺的方向与深度，《针灸甲乙经》载"刺入三分，留三呼，灸三壮"，现代临床一般主张操作多为平刺0.3～0.5寸左右。

络却穴属足太阳膀胱经，在头正中线入前发际5.5寸，再旁开1.5寸处。《针灸甲乙经》载："络却，一名强阳，一名脑盖，一名反行，在通天后一寸五分，足太阳脉气所发。刺入三分，留五呼，灸三壮。"可见在《针灸甲乙经》中并未记载是禁针禁灸之穴，现代临床一般多主张平刺0.3～0.5寸。

承灵在前发际上4寸，瞳孔直上。《针灸甲乙经》载曰："承灵，在正营后一寸五分，足少阳、阳维之会。刺入三分，灸五壮。"《针灸甲乙经》中非禁针之穴，针刺时宜浅刺，沿皮向后平刺0.3～0.5寸。

颅息角孙承泣穴，神道灵台膻中明。

本句则说明了颅息、角孙、承泣、神道、灵台与膻中的针刺宜禁。

颅息，颅指头颅；息，休也、安也。因本穴在头颅外侧睡眠着枕处，头颅得此可以安息，故名颅息。本穴归属于手少阳三焦经，在翳风与角孙沿耳翼连线的上1/3与下2/3交界处。此处有耳后动、静脉的耳支，耳大神经，枕小神经，面神经耳后支。《针灸甲乙经》记载："刺入一分，出血多则杀人，灸三壮。"由此可见针刺时不宜出血，针刺出针时要及时按压，防止出血。

角孙穴属手少阳三焦经，在耳尖正对发际处。《针灸甲乙经》记载："刺入三分，灸三壮。"在《针灸甲乙经》中非禁刺之穴。本穴下有耳颞神经的分支，颞浅动脉、静脉耳前支，针刺时宜注意，现在临床多平刺0.3～0.5寸为用。

承泣穴属足阳明胃经，在瞳孔直下，眼球与眶下缘之间。《铜人腧穴针灸图经》《圣济总录》均言：禁不宜针，针之令人目乌色。本穴紧靠眼球，若针刺不慎会伤及眼球，且周围血管丰富，极易伤及血管造成出血，正如《铜人腧穴针灸图经》与《圣济总录》所言的令人目乌色。因此，本穴针刺时确实要仔细认真，防止发生意外，针刺时嘱患者闭眼，眼球转向上方，轻轻固定，针尖沿眶下缘缓慢直刺0.3～0.5寸，不宜大幅度提插、捻转，禁捣针，禁灸。

神道穴属督脉，在第5胸椎棘突下。本穴在《针灸大成》《铜人腧穴针灸图经》《针灸资生经》及《圣济总录》中皆不针，故被列为禁针之穴。《针灸甲乙经》载曰："神道，在第五椎节下间，督脉气所发，俯而取之。刺入五分，留五呼，灸五壮。"《针灸甲乙经》中可针。其禁针之因恐伤及脊髓，针刺注意其深度及其针刺方法，可避免不良后果，故可针，一般向上斜刺0.5～1寸。

灵台穴属督脉，在第6胸椎棘突下。本穴首见于《素问·气府论篇》，但在《针灸甲乙经》中未载，《铜人腧穴针灸图经》《针灸大成》中皆云"禁针"。禁针是因本穴在棘突之间，恐针刺时伤及脊髓，故禁针。针刺时注意针刺深度和针刺方向，则无不良后果，故可针之。一般向上斜刺0.5~1寸。

膻中穴属任脉，别名元儿、胸膛、气儿、元见、上气海，为足太阴、足少阴、手太阳、手少阳经与任脉之交会穴，心包之募穴，八会穴之气会。在前正中线上，平第4肋间隙。本穴主治颇关要害，故《针灸大成》为禁针之穴，在《针灸甲乙经》中并未记载禁针。《针灸甲乙经》载："刺入三分，灸五壮。"本穴正确针刺未见不良反应，一般浅刺，多为平刺。

水分神阙会阴上，横骨气冲针莫行。

本句说明了水分、神阙、会阴、横骨、气冲的针刺禁针。

水分穴属任脉，本穴正当小肠上口，水谷至此而泌别清浊，水液入膀胱，渣滓入大肠，能分离水谷之清浊，利水主水病，故名水分。本穴首见于《针灸甲乙经》，其载曰"水分，在下脘下一寸，脐上一寸，任脉气所发。刺入一寸，灸五壮"。在《针灸甲乙经》中可针。而《黄帝明堂经》中用灸，《针灸资生经》记载"以不针为是"。本穴专治水，古人认为针之水尽即死，故为禁针，在针刺时不宜过深，以防消水过甚。本穴灸之功效甚佳，灸之则以助阳，水得阳则能化气而自散，可针灸并用以提高疗效。

神阙在脐中央，如门之阙，神通先天，成胎之时，先生脐带，系于母之命门，赖以发育，十月胎满，神注于脐中而成人，故名神阙。本穴在历代皆言禁针，现代针灸学教材中仍然为禁针之穴，故临床多以灸法及药物贴敷所用。因此，在临床中创立了本穴的多种外治疗法，如脐灸法、熨灸法、敷脐法、贴脐法、熏脐法等多种脐疗法。但在现代针灸临床中时有关于针刺神阙穴的运用报道，由此打破了历代禁针之说。本穴因为位置较为特殊，是先天之结蒂，后天之气舍，腹壁薄而较硬，针刺较为困难，且脐处有较多皱褶，容易使污垢储存，容易导致感染，因此就成为了历代禁针之穴。时下随着解剖学的发展，明确了其解剖结构，其穴下并无特殊重要的脏器，针具目前已经极为精致，变得锋利、柔韧、坚硬，不易弯、不易折、不易断，消毒也极为严格，故可以刺之。目前，有诸多的医家还创立了神阙穴治疗疾病的针刺法，但是在针刺时一定仔细认真，选择合适的针具，针具宜细宜短，选择锋利而硬的针具，针刺部位严格消毒，先碘伏后酒精，消毒要彻底，针刺不宜过深，更不可乱针猛刺，注意患者的感受。本穴居于腹部正中，为阳居阴位，故喜熨灸而不喜针刺，因此临床还是以熨灸为佳。

会阴穴居前后阴之间，穴属任脉，为任、督、冲三脉之起点，三脉皆汇聚阴部，故名会阴。本穴首见于《针灸甲乙经》，其载曰："会阴，一名屏翳，在大便前、小便后两阴之间，任脉别络，夹督脉、冲脉之会。刺入二寸，留三呼，灸三壮。"《针灸甲乙经》中并无禁针之说，《针灸大成》引《指微》"禁针"。还有文献有言，凡幽僻遮掩之处多禁针，皮肉浅薄之处多禁灸。现代临床针刺也少用之，多以急救为用，可点刺出血，毫针直刺0.5~1寸。

横骨穴属足少阴肾经，在下腹部，当脐中下5寸，前正中线旁开0.5寸处。本穴首见于《针灸甲乙经》中，其载曰："横骨，一名下极，在大赫下一寸，冲脉、足少阴之会。刺入一寸，灸五壮。"在《针灸甲乙经》中并无禁针之说，其穴下也较为安全，但当妊娠之后要禁针。

气冲首见于《针灸甲乙经》，为足阳明胃经经气所发，在腹股沟稍上方，脐中下5寸，前正中线旁开2寸。《针灸甲乙经》载曰："气冲，在归来下，鼠鼷上一寸。动脉应手，足阳明脉气所发。刺入三分，留七呼，灸三壮，灸之不幸使人不得息。"《针灸甲乙经》中未有禁针之说，但在《铜人腧穴针灸图经》《圣济总录》及《针灸资生经》中均言禁针。因为穴下有股动脉及静脉血管，还有重要的神经、淋巴结及精索分布，若针刺不当，则会伤及神经、血管，导致血肿等不良后果，所以在针刺时要注意，尤其要避开动脉，一般直刺0.5~1寸。

箕门承筋手五里，三阳络穴到青灵。

本句说明了箕门、承筋、手五里、三阳络与青灵的针刺禁忌。

箕门首见于《针灸甲乙经》，穴属足太阴脾经，在血海穴与冲门穴的连线上，血海穴直上6寸。《针灸甲乙经》载曰："箕门，在鱼腹上越两筋间，动脉应手，太阴内市，足太阴脉气所发。刺入三分，留六呼，灸三壮。"《针灸甲乙经》中未载有针刺禁忌，但在《医学入门》中言"禁针"，《循经考穴编》云"禁灸"，《素问·刺禁论篇》谓"刺阴股中大脉，血出不止死"。从现代解剖学角度来看，本穴深层有股动脉、股静脉，因此针刺时要注意针刺深度，避开动脉。

承筋穴首见于《针灸甲乙经》，归属于足太阳膀胱经，在腘横纹正中直下5寸，腓肠肌肌腹中央处。《针灸甲乙经》载："承筋，一名腨肠，一名直肠。在腨肠中央陷者中，足太阳脉气所发。禁不可刺，灸三壮。"《针灸甲乙经》言禁刺，以灸之为用。其穴下深层有胫后动、静脉，腓动、静脉，胫神经，本处肌肉丰厚，血管丰富，若不慎则会针刺到血管，导致血肿的发生。因此为禁针之穴，至今临床针刺也较少用之，针刺时宜仔细认真，一般直刺1~1.5寸。

手五里穴属手阳明大肠经，在曲池与肩髃连线上，曲池穴上3寸处。本穴首见于《灵枢·本输》。本穴自《素问》以来皆言禁针。《灵枢·本输》言："阴尺动脉在五里，五腧之禁也。"《灵枢·五极》云："迎之五里，中道而止，五至而已，五往而脏之气尽矣……传之后世，以为刺禁。"《素问·气穴论篇》言：
"大禁二十五，在天府下五寸。"王冰注："谓五里穴也。所以谓之大禁者，谓
其禁不可刺也。"《针灸甲乙经》等书亦有论述。因本穴下有桡动脉、桡静脉和
桡神经等，所以被列为禁针穴。时下针具较细而锋利，所以可以针刺，但在针
刺时宜注意避开动脉，一般直刺0.5～1寸。

三阳络穴属手少阳三焦经，在前臂背侧，腕横纹上4寸，尺骨与桡骨之间。
本穴首见于《针灸甲乙经》，其载曰："三阳络，在臂上大交脉，支沟上一寸。
不可刺，灸五壮。"因其穴下分布有血管，故被列为禁刺穴。时下针具精细，
可针，注意操作，一般直刺0.5～1寸。

青灵穴属手少阴心经，在上臂前内侧，肘横纹上3寸，肱二头肌尺侧缘。
其穴下浅层分布有贵要静脉；深层分布有肱动、静脉，正中神经，尺神经，尺
上副动、静脉。由此可见，穴下血管、神经丰富，所以被列为禁刺穴。时下针
具精细，可以针刺，一般直刺0.5～1寸。

孕妇不宜针合谷，三阴交内亦通论。

本句说明了合谷与三阴交为孕妇的禁刺之穴。

合谷穴属手阳明大肠经，为原气所过和留止大肠经之原穴。本穴在手背第
1、2掌骨之间，近第2掌骨桡侧缘的中点。具有通经活络、行气开窍、疏风解
表、清热退热、清泻肺气、通降肠胃、镇静安神之功。三阴交穴属足太阴脾经，
为脾、肝、肾三经之交会穴，有补脾、助运化、利水湿，疏下焦、理肝肾，通
气滞、调血室、理精宫，通经络、祛风湿之效。合谷以理气为主，三阴交以理
血为要。二穴伍用，一气一血，气血双调，行气活血，调经催产，所以孕妇应
禁刺。

关于二穴孕妇禁刺是与《南史》所记载徐文伯针刺医案有关。本病案在
《针灸大成》中有载："宋太子出苑，逢妊妇，诊曰：女。徐文伯曰：一男一
女。太子性急欲视，文伯泻三阴交，补合谷，胎应针而下，果如文伯之诊。后
世遂以三阴交、合谷为妊妇禁针。然文伯泻三阴交，补合谷而堕胎，今独不可
补三阴交、泻合谷，而安胎乎？盖三阴交，肾肝脾三脉之交会，主阴血，血当
补不当泻；合谷为大肠之原，大肠为肺之腑，主气，当泻不当补。文伯泻
三阴交，以补合谷，是血衰气旺也。今补三阴交、泻合谷，是血旺气衰亦。
故刘元宾亦曰：血衰气旺定无妊，血旺气衰应有体。"二穴配伍使用既可
以堕胎，也可以安胎，唯针法之不同。堕胎泻三阴交补合谷，安胎补三阴交泻
合谷。

石门针灸应须忌，女子终身孕不成。

本句所谈的是年轻女子应当禁刺石门穴，若刺之可导致不孕。

石门穴属任脉，在前正中线上，脐下2寸，为三焦之募穴。本穴首见于《针灸甲乙经》，其载曰："刺入五分，留十呼，灸三壮，女子禁不可灸中央，不幸使人绝子。"本穴历代医家相传，刺灸会令人绝子，孕妇则能堕胎。凡妊娠后小腹部之穴皆为禁刺之穴，故本穴孕妇也当禁刺，而对于石门针之无子之说尚无明确依据。诸多医家言，深刺重刺则能断孕，浅刺轻刺反使人受孕。此乃是深刺重刺，为抑制子宫，可使人避孕；浅刺轻刺，则能兴奋子宫，使人受孕。关于女子针刺本穴绝子之说则是因其穴名为"石门"之因，女子天阉，称之为石女，故是从"石"字之义延伸而来。

外有云门并鸠尾，缺盆主客①深晕生，

①主客：即客主人，指上关穴。

本句说明了云门、鸠尾、缺盆及上关穴针刺禁忌。

云门穴属手太阴肺经，在前正中线旁开6寸，锁骨外端下方凹陷中。本穴历代医家皆强调不可深刺，以免造成气胸。《太平圣惠方》载："通灸禁针。"《高式国针灸穴各解》言："禁针，误刺生晕。以其升散太过也。但治壮人之郁则宜。若老弱人患郁，针此反伤正气。宜取丰隆引气降下，则郁解而气不耗损。"本穴可以针刺，但要注意深度及方向，一般多向外斜刺0.5~0.8寸，不可深刺。

鸠尾穴属任脉，为任脉之络穴，在前正中线上，当胸剑结合部下1寸。本穴首见于《灵枢·九针十二原》。本穴在历代多言禁针或慎针。如《铜人腧穴针灸图经》言："此穴大难针，大好手方可此穴下针，不然取气多，不幸令人夭。"古代医家总结认为：凡穴在隐蔽处多禁针。在《高式国针灸穴名解》中记载："余曾见误刺此穴致呃格不休者，即伤及膈肌之过也。又中医论病，多言'气'。即言人体气化之通行也。气化有伤，则传感失常而为病矣。如误刺此穴而致病者，非仅伤及膈肌之质，若影响膈肌之气，致不通畅，亦作格逆，或致呼气不利，吸气作痛者，亦常有之，术者宜慎。"针刺时应向下斜刺0.5~1寸，不宜向上及深刺。若针尖偏向上，就会刺伤心脏。针刺损伤心脏，一是刺伤心脏上的主要大血管引起大出血；二是直接刺破心壁引起心功能损害。常在针刺损伤后即刻或不久，出现胸前区剧烈疼痛，严重的气急、发绀，短暂性昏厥。由于心脏在人体中具有重要的生理功能，关系重大，千万不能大意。针刺时要

注意针刺方法，取穴时最好令患者两臂上举，并用力吸气，在做吸气举臂动作的一刹那间，快速针刺，这一动作是让膈肌上抬，相对提高心脏位置。

缺盆穴属足阳明胃经，在锁骨上窝中央，前正中线旁开4寸。本穴首见于《灵枢·经脉》。锁骨窝处肌肉浅薄，其穴下为肺尖，因此操作时一定要注意针刺方向和针刺深度，切忌深刺、捣针，针刺时需斜刺，深度一般在0.3～0.5寸左右，勿过深以防伤及肺尖发生气胸。《素问·禁刺论篇》言："刺缺盆中内陷气泄，令人喘咳逆。"王冰注："五脏者，肺为之盖，缺盆为之道，肺藏气而主息，又在气为咳，刺缺盆中内陷，则肺气外泄，令人喘咳逆也。"故针刺不宜过深。《类经图翼》载："孕妇禁针。"

上关穴属足少阳胆经，为手足少阳经、足阳明经之所会，在耳前颧弓上缘，下关直上。本穴禁刺之因，《高式国针灸穴名解》中已有明确的解释，其曰："本穴内通脑系，脑为全身君主，即君主之官，神明出焉者也。犹中央正统，天下之共主也。古时天子巡狩，所至之国，诸侯待以主人之礼。故《礼记》有言：天子无客礼，莫敢为主者。故天子至处，忝然以主人自居。虽在客情，犹主人到来也。本穴禁灸、禁刺，示人不可冒犯君上也。不得已，以毫针轻取之。在专制时代，不敢以君王皇帝名其穴，故制造隐语称之'客主人'。"故言之禁灸、禁针，示人不可冒犯君上。针刺禁忌并无必要，但是取穴确不宜深刺，一般多浅刺0.3～0.5寸即可。

肩井深时亦晕倒，急补三里人还平。

本句说明了肩井穴针刺禁忌及其针刺晕针后再针刺足三里以治疗。

针刺肩井穴很容易使人晕针，因为肩井穴针感反应强烈，针刺时局部有较强的酸胀感，且向四周放射，若是针刺时施以强烈手法，容易使人产生晕针反应。所以在针刺时要注意手法，不可突然施以暴力，手法强度要根据患者的耐受性而决定，注意针刺时的刺激强度，针刺时不可过猛。

在针刺时若发生晕针，可以针刺足三里以解之。《席弘赋》言"若针肩井须三里，不刺之时气未调"，故有"肩井深时人闷倒，三里急补人还平"之说。针刺肩井不仅易致晕针而且还极易发生针刺意外，导致气胸或者针刺到肺尖。本穴在肩上，正当胸腔肺尖之上，胸壁极薄，所谓名为"井"，义为井深不可测，而以"井"明之，示人针刺注意手法，忌深刺。若一旦针刺不当容易发生意外，在历代皆有关于针刺本穴出现意外的相关报道，尤其在近现代多有临床报道，故针刺要做到认真、正确地操作，针刺时与皮肤呈80°角，向锁骨方向斜刺0.5~1寸。本穴针刺感应强烈，且有理气通络、催产通乳之效，故孕妇禁针。

刺中五脏胆皆死，冲阳血出投幽冥①。

①幽冥：原指阴间，此为昏暗之义。

本句是说在针刺时不慎针刺到五脏或胆，皆能导致人的死亡，针刺冲阳穴刺破动脉可出现头晕、目眩等症状表现。

关于针刺禁忌，历代皆极为重视，在《内经》中有十几个篇章有所论述，其中最为重要的当属《素问·刺禁论篇》及《灵枢·五禁》，可见在古代十分重视针刺禁忌。针刺的危险性最大，其最关键则是要避开脏腑，即"凡刺脏腑，必避五脏"。《素问·四时刺逆从论篇》云："刺五脏，中心一日死……刺伤人五脏必死，其动则依其脏之所变候知其死也。"此论述非常明确地说明了如果用针不谨慎，而刺中五脏，将会造成非常严重的后果，误刺伤及五脏严重者，一般都会导致人的死亡。并且根据刺伤后种种异常的症状变化，就可以知道是哪一脏腑被刺伤了，能够推测出死亡的日期。因此，凡在五脏六腑之处的穴位古代多被禁针，如背俞穴等。现代由于对解剖学有了较为清晰而准确的认识，再加之现代针具较为精细，因此诸穴都可以针刺，但是在针刺这些穴位时仍要仔细认真，不可大意，以免造成严重的不良后果。

冲阳穴属足阳明胃经，为原气所过和留止之原穴，首见于《灵枢·本输》中。早在《内经》中，本穴就列为禁针之穴。《素问·禁刺论篇》言："刺跗上中大脉，血出不止死。"此穴禁刺，后人亦多言慎针、禁灸。本穴虽是原穴，但临床至今仍少选用，是十二原穴用之最少的穴位。本穴穴下为足背动脉，针刺时应避开动脉，细心认真操作，可完全避开动脉避免其出血。

海泉①颧髎乳头上②，脊间中髓③伛偻形④。

①海泉：经外奇穴。本穴位于舌系韧带静脉处，多用于放血法。

②乳头上：指乳中穴。

③脊间中髓：若当针刺过深就会针刺到脊髓，导致伛偻。脊间，指在督脉背腰棘突间的穴位。

④伛（yǔ）偻（lǚ）：弯腰驼背。

海泉穴为经外奇穴，临床主要以刺血为用，毫针针刺1~3分深，斜刺，针尖向后上方刺入，注意针刺深度与出血量。

颧髎穴属手太阳小肠经，在目外眦直下，颧骨下缘凹陷中，本穴针刺较为安全，一般可直刺0.3~0.5寸，斜刺或平刺0.8~1寸。

乳中穴属足阳明胃经，在乳头中央，首见于《针灸甲乙经》，《针灸甲乙经》卷三载："禁不可刺灸，灸刺之不幸生蚀疮，疮中有脓血青汁者可治，疮中有息肉若蚀疮者死。"本穴是历代禁针、禁灸之穴，至今不针不灸，仅作为胸腹部腧穴定位的标志，因而有些针灸医家主张将此穴废除。

脊间是指后正中线上棘突间的穴位，在针刺棘突间穴位时，应顺着棘突间隙的方向缓慢进针，针刺经过皮肤、浅筋膜、深筋膜、棘上韧带及棘间韧带等组织较为疏松，阻力不大，但深部的黄韧带坚厚，阻力较大。故当针刺遇到阻力感时，不可再强力进针，以防刺伤脊髓。若当针尖穿透黄韧带时，阻力突然消失，针下有落空感，说明针尖已进入椎管内，如果再进针，就会刺伤脊髓。针刺时如果患者出现肢体抖动等异常现象，应立即退针，不能再继续针刺。所以脊髓间的针刺一定要注意其深度。

手鱼腹①陷阴股②内，膝膑筋会③及肾经④。

①手鱼腹：指手腕前，大指本节之后肌肉隆起处，状如鱼腹。亦称"手鱼"。

②阴股：大腿内侧。

③筋会：阳陵泉穴。

④肾经：此指足少阴肾经合穴"阴谷"。

鱼际部位神经丰富，针刺极为敏感，疼痛明显，因此针刺时要注意细心操作，对于惧针者、体弱者慎针，以免引起晕针。

大腿内侧有动脉，如气冲、急脉、阴廉、足五里穴下均有动脉所行，在针刺时避开动脉。

阳陵泉为足少阳胆经之合穴，胆腑之下合穴，八会筋之会，是临床重要的穴位，用之十分广泛。但本穴深处有腓神经，腓神经刺伤可见下肢乏力、垂足、跛行、足趾不能伸展及外转，足背感觉障碍，因此针刺时注意针刺深度和患者的感受，防止刺伤腓神经。且本穴针感较为强烈，因此在针刺及行针时要注意其强度，以患者耐受为度。

阴谷为足少阴肾经经气所入之合水穴，在腘窝内侧，屈膝时，当半腱肌肌腱和半膜肌肌腱之间。针刺时先以押手按压分开两筋，再以刺手持针进入穴位，不可向内斜刺过深，以防伤及腘中央的动、静脉及胫神经。

腋股①之下各三寸，目眶②关节皆通评。

①腋股：腋，指腋窝。股，指腹股沟。

②目眶：此指眼睛周围的穴位。

人体腋窝和腹股沟部位皆有动脉所行，因此针刺这些部位的穴位时宜仔细认真，避开动脉，一旦刺到动脉，就会引起血肿，造成疼痛。腋窝处近于胸腔部位，因此针刺腋窝部位的穴位时不宜向胸腔方向深刺，以免刺进胸腔。一旦刺进胸腔可造成气胸或伤及肺脏，造成严重的后果，故当慎重。

眼睛周围的穴位针刺时一定要谨慎。一是防止刺伤眼球，如睛明、球后、承泣等穴，注意针刺手法、针刺方向及针刺深度。二是注意防止刺伤周围血管，眼睛周围血管极为丰富，针刺时慢慢入针，出针时仍然要注意，仍需慢慢出针，出针后及时按压2~3分钟，以免出血，造成血肿。

关节部位的穴位数量较多，且关节发病较多，因此选用关节部位穴位针刺的情况较为常见。关节部位血管、神经、肌腱较多，且是关节腔部位，因此针刺时应避免伤及这些组织。关节腔部位容易导致感染，因此注意消毒。关节部位容易活动，所以针刺后注意防范，以免造成弯针，甚或断针。

【禁针穴的内容】

禁针穴歌首见于《医经小学》中，后在《针灸聚英》《针灸大成》《针灸大全》《针灸逢源》《医宗金鉴》等书籍中皆有记载。针灸用穴禁忌经过了一个缓慢的发展过程，早在《内经》中已对此有了相关论述，如《素问·刺禁论篇》《灵枢·九针》《灵枢·五禁》《灵枢·阴阳系日月》等篇。

随着长期临床实践的发展，针刺用穴更加明确，如在针灸学专著《针灸甲乙经》中更为明确地记载了绝对禁刺穴位、禁刺部位与慎针穴位，包括了绝对禁针的神庭、乳中、脐中（神阙）、伏兔、三阳络、承筋、鸠尾7个腧穴；禁针深刺的上关、云门、人迎3个穴位；针刺不可过多出血的然谷、复溜、颅息3个腧穴；还有不可久留的头左角。

后世医家不断完善发展，禁针穴位逐渐完备，在诸多的针灸著作中有补充和记载。如宋代王惟一所著的《铜人腧穴针灸图经》，元代王国瑞所著的《扁鹊神应针灸玉龙经》，明代徐凤所著的《针灸大全》、徐春甫的《古今医统大全》、高武的《针灸聚英》、杨继洲的《针灸大成》等，形成了较为系统的针刺禁忌。

到了《针灸大成》中，针刺禁忌用穴已经较为清晰明确，在《针灸大成》卷四中载有绝对禁针穴23个，分别是脑户、囟会、神庭、玉枕、络却、承灵、颅息、角孙、承泣、神道、灵台、膻中、水分、神阙、会阴、横骨、气冲、箕门、承筋、手五里、三阳络、青灵、神阙；特殊情况下禁针或慎针穴位14个，分别是合谷、三阴交、石门、云门、鸠尾、缺盆、肩井、上关、冲阳、鱼际、阳陵泉、阴谷、海泉、颧髎。除了穴位之外，还提出了6个特殊部位用针，相关部位用针宜仔细认真，分别是五脏及胆腑所在部位、棘突间部位、腋窝部位、股窝（腹股沟）部位、眼周围、关节部位。

【临床意义】

禁针穴内容是正确针刺操作、保障针刺安全的基础内容。禁针穴是指针刺某些穴位时容易发生医疗事故，以及古人根据穴位所在部位的重要器官而告诫后人不宜针刺，这是历代医家在长期临床实践中总结出来的经验教训。历代极为重视，早在《内经》一书中就有十几个篇章论述了针刺禁忌的相关内容，其中就包括了禁针穴位，尤其《灵枢·五禁》和《素问·刺禁论篇》中就论述了针刺穴位禁针内容。掌握针刺禁针用穴是做好针刺的前提，也是避免针刺风险的首要内容，所以历代皆极为重视，流传至今的针灸著作皆有针刺禁针穴位的相关内容。古代医家为了能够引起后人对禁针穴位的重视，为了便于记忆针刺禁针穴位，进一步加强推广，故编撰了《禁针穴歌》，其歌赋流传甚广，在诸多的医籍中有《禁针穴歌》（其内容上有所不同），如《医经小学》《针灸大成》《针灸聚英》《针灸大全》《医宗金鉴》等皆有记载。

禁针穴的内容由来已久，自《内经》已有记载，因此在古代受当时各种条件的影响，如针具粗劣、对解剖学的认识不足，以及不同时代的背景影响，会带有一定的时代烙印。过去所言的禁针穴到了今天，除乳中与神阙之外，其他穴位已没有禁针之说，即便是神阙穴也在临床中开始针刺运用，且多有针刺报道。虽然没有禁针之说，但是所言的这些禁针之穴，在针刺时确有一定的针刺风险，故在针刺时一定认真细心，不可大意。避免因针刺不熟练、针刺手法不到位，导致发生意外。如颈后区的风府、风池、天柱、哑门等穴，针刺时一定要注意针刺方向和深度，以免刺到延髓，造成严重的后果；眼睛周围的睛明、球后、承泣等穴，针刺时要防止刺伤眼球，或伤及周围的血管，造成血肿，因此应尽量减少运用，操作时仔细认真，注意防范；动脉处的穴位，如气冲、足五里、冲阳等穴，穴下有动脉，针刺时注意防范，防止刺伤动脉。这些穴位皆有针刺的风险性，因此古代之告诫具有重要的临床意义。另外，对于妊娠女性来说，确实有些穴位不可运用，有导致流产的可能，特别是刺激强的穴位，腹部穴位若针刺不当，就会造成流产的发生，值得临床高度重视。总之，本歌所记载的穴位中，有的接近重要器官，有的在大血管旁边，有的针感反应强烈，有的靠近延髓、脊髓等，确实应当引起临床的重视，确保针刺的安全性。

但也有些内容带有时代的烙印，比如针刺石门穴会造成终生不孕，其理论的产生就是受当时时代的影响。通过现代临床深入研究，针刺本穴并不会引起所说的终生不孕，不但不会引起不孕，反而能治疗不孕。再比如上关穴，本穴禁灸、禁刺，示人不可冒犯君主。在专制时代，不敢以君主皇帝名其穴，故制造隐喻称之为"客主人"，禁针、禁灸。所以说古代的"禁针穴"应当正确、全面地分析，辩证地来看，既不能照本宣科，也不能全盘否定，这样才是正确合理的。

附：《医经小学》《奇效良方》《医学入门》《针灸逢源》中关于禁针的歌赋

1.《医经小学》中的《禁针穴》

禁针穴道要先明，脑户囟会及神庭。

络却玉枕角孙穴，颅囟承泣随承灵。

神道灵台膻中忌，水分神阙并会阴。

横骨气冲手五里，箕门承筋并青灵。

更加臂上三阳络，二十二穴不可针。

孕女不宜针合谷，三阴交内亦通伦。

石门针灸应须忌，女子终身无妊娠。

外有云门并鸠尾，缺盆客主人莫深，

肩井深时人闷倒，三里急补人还平。

2.《奇效良方》中的《禁针穴法》

禁针穴俞古今留，囟会神庭脑户由。

神道灵台膻中穴，石门神阙水分休。

气穴阴会手五里，阳络青灵承泣收。

横骨承筋若有病，禁针用灸疾须瘳。

孕妇休针合谷穴，三阴若针堕胎忧。

关元胎死不能下，子母俱亡切莫投。

3.《医学入门》中的《禁针穴》

脑户囟会及神庭，玉枕络却到承灵。

颅囟角孙承泣穴，神道灵台膻中明。

水分神阙会阴上，横骨气冲针莫行。

箕门承筋手五里，三阳络穴到青灵。

孕妇不宜针合谷，三阴交内亦通称。

石门针灸应须忌，女子终身孕不成。

外有云门并鸠尾，缺盆主客深晕生。
肩井深时亦晕倒，急补三里人还平。
刺中五脏胆皆死，冲阳血出投幽冥。
海泉颧髎乳头上，脊间中髓伛偻形。
手鱼腹陷阴股内，膝膑筋会及肾经。
腋股之下各三寸，目眶关节皆通评。

4.《针灸逢源》中的《禁针穴歌》

禁针穴道要先明，脑户囟会及神庭。
络却玉枕角孙穴，颅息承泣随承灵。
神道灵台膻中忌，水分神阙并会阴。
横骨气冲手五里，箕门承筋及青灵。
会宗乳中犊鼻里，厥阴急脉须丁宁。
刺中五脏胆皆死，冲阳血出投幽冥。
孕妇不宜针合谷，三阴交内亦通论。
石门针灸应须忌，女子终身无妊娠。
外有云门并鸠尾，缺盆肩井客主人。
针若深时多晕倒，急补三里可平神。
要知天突低头取，背部诸腧切莫深。

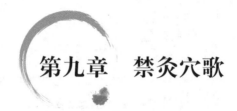

第九章　禁灸穴歌

【歌赋】

哑门风府天柱擎，承光临泣头维平，
丝竹攒竹睛明穴，素髎禾髎迎香程。
颧髎下关人迎去，天牖天府到周荣，
渊液乳中鸠尾下，腹哀臂后寻肩贞。
阳池中冲少商穴，鱼际经渠一顺行，
地五阳关脊中主，隐白漏谷通阴陵。
条口犊鼻上阴市，伏兔髀关申脉迎，
委中殷门承扶上，白环心俞同一经。
灸而勿针针勿灸，针经为此尝叮咛，
庸医针灸一齐用，徒施患者炮烙刑。

本歌赋首见于《医经小学》。之后在《针灸大全》《针灸聚英》《针灸大成》《杨敬斋针灸全书》《医宗金鉴》《针灸全书》等书中均有记载，其内容大致相同。各书记载的腧穴顺序和腧穴数目不相同，在《针灸大成》《杨敬斋针灸全书》《针灸大全》中均为45穴，《针灸聚英》为42穴，《医宗金鉴》为47穴，而在《针灸大成》中多了"灸而勿针针勿灸，针经为此尝叮咛，庸医针灸一齐用，徒施患者炮烙刑"四句警示语。

本歌赋摘录于《针灸大成》一书中。

【注解及运用】

哑门风府天柱擎①，承光临泣头维平。

①擎（qíng）：往上托。

哑门穴属督脉，为督脉与阳维脉之会，在第2颈椎棘突上际凹陷中，后正中线上。本穴首见于《素问·气穴论篇》。《针灸甲乙经》记载本穴禁灸，其载曰："仰头取之。刺入四分，不可灸，灸之令人喑。"《铜人腧穴针灸图经》也记载本穴禁灸，灸之则会助热上扰，因此禁灸，临床应当注意，不可乱灸，慎灸。本穴下为延髓，故在针刺时要注意安全，针刺时正坐位，头微前倾，项部放松，向下颌方向缓慢刺入0.5～1寸，不可向上深刺，以免刺入枕骨大孔，伤及延髓。针刺时不可深刺，禁提插捣泻，如出现触电感并向四肢放射，应立即退针。

风府穴属督脉，为督脉与阳维脉、足太阳经之会，在枕外隆凸直下，两侧斜方肌之间的凹陷中。本穴首见于《灵枢·本输》。本穴下也为延髓，应注意针刺深度与方向，与哑门相同。本穴也为禁灸穴，风府为治疗一切风邪为患诸疾之常用穴、风证之要穴，临床宜针不宜灸，恐火入风穴，风助火势则走窜愈烈，犹炉灶之火，得风则旺。《针灸甲乙经》云："禁不可灸，灸之令人喑。刺入四分，留三呼。"《铜人腧穴针灸图经》也言禁灸，故临床应注意，慎灸。

天柱穴属足太阳膀胱经，在斜方肌外缘凹陷中，约当后发际正中直上0.5寸，旁开1.3寸。本穴首见于《灵枢·本输》。本穴下也是延髓区域，因此针刺方法与哑门、风府穴相同。本穴以清头散风、疏散风邪为用，灸之也恐火入风穴，风助火势则走窜愈烈，故慎灸，灸时不要直接灸，时间宜短。

承光穴属足太阳膀胱经，在头部，正中线旁开1.5寸，入前发际2.5寸。本穴首见于《针灸甲乙经》。《铜人腧穴针灸图经》中记载禁灸，本穴主要作用是清热散风之用，若灸之则生热，犹如炉灶之火，得风则旺，所以言禁灸。现在临床也可用灸法，头部血管丰富，但不宜直接灸，悬灸时间宜短，以免以火助阳，造成头昏脑涨之症状。

头临泣穴属足少阳胆经，在前额部，阳白穴直上，入发际0.5寸，当神庭与头维连线的中点处。本穴也具有清热散风的作用，其禁灸之因与承光穴相同。

头维穴属足阳明胃经，在头侧部，当额角发际上0.5寸处，头正中线入发际0.5寸旁开4.5寸。《针灸甲乙经》云："刺入五分，禁不可灸。"头维穴主要功效是疏风泄热，所以不宜灸之，灸之易上火，导致头昏脑涨、目视昏花等不良反应，临床应注意，慎灸。

丝竹攒竹睛明穴，素髎禾髎迎香程。

丝竹空、攒竹及睛明穴均近于眼睛，灸之易灼伤眼球导致失明，故三穴均不宜灸。丝竹空穴属手少阳三焦经，在眉梢外侧凹陷中，首见于《针灸甲乙经》中。其载曰："刺入三分，留三呼，不可灸，灸之不幸，令人目小及盲。"攒竹穴属足太阳膀胱经，在眉毛内侧端之凹陷中，首见于《针灸甲乙经》。《铜人腧穴针灸图经》云："禁灸，针一分，留三呼，泻三吸，徐徐出针。"睛明穴属足太阳膀胱经，在目内眦上方约0.1寸，眼眶内缘与眼睑内侧之间。本穴操作需要注意手法，嘱患者闭目，医者押手向外轻轻固定眼球，刺手持针，于眶缘和眼球之间缓慢直刺0.3～0.8寸，不宜提插捻转，出针时缓缓出针，迅速按压针孔2～3分钟。在《黄帝明堂经》《铜人腧穴针灸图经》《圣济总录》及《针灸资生经》中皆言禁灸，至今也不灸。攒竹、丝竹空及睛明穴三穴皆是清热之用，故不灸。

素髎、口禾髎及迎香均在面部，三穴多以泻之为用，少用灸法，故均记载禁灸。素髎穴属督脉，在鼻尖正中，首见于《针灸甲乙经》，其载曰："刺入三分，禁灸。"《外台秘要》中也言不宜灸。口禾髎穴属手阳明大肠经，在鼻翼外缘直下，水沟穴平开0.5寸处，首见于《针灸甲乙经》。因本穴主要以清热散风为用，故禁灸。迎香穴属手阳明大肠经，在鼻唇沟上，平鼻翼外缘中点处，首见于《针灸甲乙经》。本穴在历代多言禁灸，《外台秘要》卷三十九载有"不宜灸"。《铜人腧穴针灸图经》卷三、《圣济总录》和《针灸资生经》均有"留三呼，不宜灸"。迎香穴为主治鼻疾之要穴，引起鼻疾的原因，多为风热、内热、痰浊以及燥火等，治疗仍以清散、宣通为主。若灸之，则势必逼热内攻，使病情更为严重，故多言本穴不宜灸，宜泻不宜补。但临床也有报道灸本穴治疗过敏性鼻炎甚效的文献，可参考。

颧髎下关人迎去，天牖天府到周荣。

颧髎与下关在面部，凡面部穴位均慎灸。颧髎穴属手太阳小肠经，为手太阳与手少阳之会，在目外眦直下，颧骨下缘凹陷中，首见于《针灸甲乙经》。若灸之不宜直接灸，灸之注意灸量和强度。下关穴属足阳明胃经，为足阳明胃经与足少阳胆经之交会穴，首见于《灵枢·本输》。《铜人腧穴针灸图经》云："针入四分，得气即泻，禁不可灸。"本穴位居关节附近，又在面部，故禁艾炷灸，以免烫伤，影响下颌关节运动功能及面容。临床多有报道灸之治疗颞颌关节紊乱和面瘫之疾，但对于聤耳有脓者，温灸亦当禁之。正如《针灸甲乙经》载："耳中有干糪（一作摘），禁不可灸。"

人迎穴属足阳明胃经，为足阳明胃经与足少阳胆经之交会穴，在颈部，横平喉结旁开1.5寸，当胸锁乳突肌的前缘，颈总动脉之后。本穴首见于《灵枢·本输》。《针灸甲乙经》载："禁不可灸，刺入四分，过深不幸杀人。"针刺时避开动脉直刺0.3～0.8寸，不施手法，不宜久留针。其穴旁为颈总动脉搏动处，动脉处禁灸，以免造成血管损伤。

天牖穴属手少阳三焦经，在乳突后下方，胸锁乳突肌后缘凹陷中，首见于《灵枢·本输》。本穴在《铜人腧穴针灸图经》卷四、《圣济总录》及《针灸资生经》第一中均言不宜灸。《铜人腧穴针灸图经》中记载："针入一寸，留七呼，不宜补之，亦不宜灸。若灸之面肿眼合。"在穴下有血管和神经分布，故言不宜灸。

天府穴属手太阴肺经，在上臂内侧，腋前纹头上端水平线下3寸，肱二头肌桡侧缘。本穴首见于《灵枢·本输》。本穴历代多言禁灸，如《针灸甲乙经》云："天府，在腋下三寸……禁不可灸，灸之令人逆气。刺入四分，留三呼。"《黄帝明堂经》杨上善注："此穴之脉迫肺，更无余脉共会，灸之损肺，咳逆气也。"本穴为气之所归，灸之可使气四散，所以不宜灸，当气虚、气逆之时本穴不宜灸，而以处理局部病证时可适当灸之。

周荣穴属足太阴脾经，在第2肋间隙，前正中线旁开6寸处。本穴首见于《备急千金要方》。本穴在《医学入门》《卫生宝鉴》等医籍中言禁灸，现代临床也有常用灸法之病案，无不良反应，故可灸。

渊液乳中鸠尾下，腹哀臂后寻肩贞。

渊腋归属于足少阳胆经，在腋中线上，腋下3寸，第4肋间隙。本穴首见于《灵枢·经别》。本穴历代多言禁灸，《针灸甲乙经》云："渊腋，在腋下三寸宛宛中，举臂取之。刺入三分，不可灸，灸之不幸，生肿蚀马刀伤，内溃者死，寒热生马疡可治。"《铜人腧穴针灸图经》言禁灸。此处胸壁较薄，且有胸壁动静脉分布，故不宜直接灸，可温和灸，但注意灸量与时间，防止烫伤。

乳中穴属足阳明胃经，在胸部，乳头中央。本穴因位置特殊，历代多言禁针、禁灸，至今也属于禁针、禁灸之穴。《针灸甲乙经》云："乳中，禁不可刺灸，灸刺之，不幸生蚀疮，疮中有脓血清汁者可治，疮中有息肉若蚀疮者死。"《铜人腧穴针灸图经》中言："禁不可灸……微刺一二分。"亦有灸之之说，著名医家朱丹溪曾言灸乳中治疗乳痈，其言"初起时，便须忍痛，揉令稍软，吮令汁透，自可消散。失此不治，必成痈疖。若加以艾火两三壮（指灸乳中），其效尤捷"。乳中因其在乳头处，最为敏感，灸之易致伤，故临床慎用。

鸠尾穴属任脉，在前正中线上，当胸剑结合部下1寸。本穴首见于《灵枢·九针十二原》。《针灸甲乙经》云："鸠尾，一名尾翳……不可灸刺。"《铜人腧穴针灸图经》曰："不可灸，灸即令人毕世少心力。"临床多有相关报道运用鸠尾灸法，注意灸量，谨慎施灸没有不可。

腹哀穴属足太阴脾经，为足太阴脾经与阴维脉之所会，在大横上3寸，前正中线旁开4寸。本穴首见于《针灸甲乙经》。本穴禁灸见于《医学入门》中，现代临床常灸之，并无不良现象，故可灸。

肩贞穴属手太阳小肠经，在肩关节后下方，肩胛骨与肱骨之间，腋后纹头上1寸，首见于《素问·气穴论篇》。通过本穴所处的部位及作用特性来看，并无禁忌之依据，若肩部风寒伤痛者，灸之则极效，临床多有相关报道。

阳池中冲少商穴，鱼际经渠一顺行。

阳池穴属手少阳三焦经，在腕背横纹上，当指伸肌腱的尺侧缘凹陷中，首见于《灵枢·本输》。本穴禁灸仅见于《铜人腧穴针灸图经》中，考虑因本穴有疏风散热的作用，灸之恐助热，但其他医籍均言可灸，现代临床多有阳池灸之运用的报道，尤其日本医家泽田健极善于用灸阳池治疗慢性疾病，值得临床参考运用。

中冲穴属手厥阴心包经，为心包经经气所出之井木穴，在手中指尖端中央，首见于《灵枢·本输》。本穴为井穴，其治疗主要以泻为用，尤其以点刺出血为主，功用清心泄热为主，因此不宜灸之。本穴在历代医籍中多主张禁灸，故临床应注意，确当慎灸。

少商穴属手太阴肺经，为手太阴肺经经气所出之井穴，首见于《灵枢·本输》。《针灸大成》云："宜以三棱针刺之，微出血，泄诸脏热凑，不宜灸。"《圣济总录》及《针灸资生经》中均言禁灸。本穴泄热为用，以刺血为主，故慎灸。有报道用本穴淬火灸3~5分钟治疗鼻衄，效果良好，可参考。

鱼际穴属手太阴肺经，为手太阴肺经经气所溜之荥穴，首见于《灵枢·本输》。本穴在《医学入门》《针灸大成》中均言禁灸，《针灸大成》云："针二分，留二呼，禁灸。"《医宗金鉴》中认为牙痛可灸，恐以其为火穴，而肺为金脏，火能克金，灸则助火克金，故阴伤之证患者当禁灸。

经渠穴属手太阴肺经，为手太阴肺经经气所行之经穴，首见于《灵枢·本输》。《针灸大成》云："肺脉所行为经金。针入二分，留三呼，禁灸，灸伤神明。"《针灸甲乙经》载曰："刺入三分，留三呼，不可灸，灸之伤人神明。"皆言灸之"伤神明"。对此，杨上善在《黄帝明堂经》中注云："口，通气处也，从关上至鱼一寸，五脏六腑之气，皆此中过，故曰寸口，手太阴脉等，五脏五神之气，大会此穴，则神明在于此穴之中，火又克金，故灸之者，伤神明也。"本穴总以开瘀泄热为主，故不宜用灸法。

地五①阳关②脊中主，隐白漏谷通阴陵。

①地五：地五会穴。

②阳关：膝阳关穴。

地五会穴属足少阳胆经，在第4、5跖骨间，第4跖趾关节稍后方，当小趾伸肌腱的内侧缘处，首见于《针灸甲乙经》。在历代医籍中多言本穴禁灸，《针灸甲乙经》载："刺入三分，不可灸，灸之令人瘦，不出三年死。"《外台秘要》《铜人腧穴针灸图经》《圣济总录》《针灸资生经》中均言禁灸。本穴以清肝泻胆为用，主要用于肝胆郁热、风火上攻所致头面五官疾病，故不宜灸。

膝阳关穴属足少阳胆经，在阳陵泉直上3寸，股骨外上髁的上方凹陷处，首见于《针灸甲乙经》。《针灸甲乙经》言："阳关，在阳陵泉上三寸，犊鼻外陷者中。刺入五分，禁不可灸。"《铜人腧穴针灸图经》也言禁灸。本穴善治风痹膝痛不可屈伸，临床灸之有很好的疗效，因此多有报道灸本穴治疗风寒湿痹之膝痛，且有良效，对此本穴禁灸之说不可从。

脊中穴属督脉，在后正中线上，第11胸椎棘突下凹陷中，首见于《素问·骨空论篇》。《针灸甲乙经》云："刺入五分，不可灸，灸则令人偻。"《素问·气府论篇》及《素问·水热穴论篇》王冰注"令人偻"。《铜人腧穴针灸图经》《圣济总录》《针灸资生经》均作：灸则令人腰背伛偻。因其处肌肤浅薄，易于深灼，髓灼则偻。

隐白、漏谷及阴陵泉皆是脾经之穴，此处皆言禁灸。临床上三穴常用灸法，尤其是隐白与阴陵泉，灸之治疗某些疾病有较好疗效。

隐白穴属足太阴脾经，为足太阴脾经经气所发之井木穴，首见于《灵枢·本输》。《针灸大成》言："月事不止，刺之立愈。针二分，灸三壮。"本穴灸之治疗崩漏、月经过多甚效。本穴一般灸法不仅无不良反应，而且有显著的疗效，但不宜瘢痕灸。言禁灸者乃虑本穴为井穴，井穴泄热，故言禁灸。

漏谷穴在内踝尖与阴陵泉的连线上，内踝尖上6寸，首见于《针灸甲乙经》。《医学入门》《铜人腧穴针灸图经》均言禁灸，其他医籍并未言禁灸。《高式国针灸穴名解》中解释曰："盖防其由漏血孔传热及髓也。不然，何以旁近阳经他穴不禁灸，而独此穴禁灸也？古人于此等细秘处，早有留意焉。"

阴陵泉穴属足太阴脾经，为足太阴脾经所入之合水穴，首见于《灵枢·本输》。本穴以健脾化湿、益气养血为主，故非常适宜灸之，灸之则起到健脾利湿、益气养血的作用。言禁灸则是考虑本穴在膝之内侧，胫骨上部，踝突下，恐导致瘢痕，造成关节活动受限，所谓禁灸是不用直接灸，防止发泡。

条口犊鼻上阴市，伏兔髀关申脉迎。

条口、犊鼻、阴市、伏兔、髀关皆属于足阳明胃经，此处言禁灸，但在历代多数医籍中并无禁灸之说。

临床以上诸穴常用灸法施治，并未有不良反应，如犊鼻灸之治疗风寒湿痹之膝痛具有较好疗效，阴市灸之治疗下肢冷痛极具疗效。但需注意灸量及合理的运用，犊鼻在膝关节部位，若导致化脓会影响关节的活动，故不宜直接灸，防止起泡。申脉穴属足太阳膀胱经，为八脉交会穴之一，通于阳跷脉，首见于《针灸甲乙经》。本穴宜灸，灸之则通阳助阳、温经止痛，并非禁灸。但因本穴在关节处，不宜化脓灸，影响关节活动。

委中殷门承扶上，白环心俞同一经。

委中、殷门、承扶、白环俞及心俞皆属于足太阳膀胱经，均为禁灸之穴。

委中属足太阳膀胱经，为足太阳膀胱经经气所入之合土穴，四总穴之一，是临床常用的重要穴位之一，首见于《灵枢·本输》。本穴是治疗瘀证、实证、热毒之常用穴，性善疏泄清降，常以放血为用，从作用功效来看本穴宜泻不宜补，宜针刺不宜艾灸。本穴区域有腘动脉、腘静脉等，灸之易灼伤血管，故也不宜灸。

殷门在臀横纹中点与腘横纹中点连线上，臀横纹下6寸处，首见于《针灸甲乙经》。本穴其功用在于通泻，故以针为常用，但痿痹之症或湿痹之症均可灸。

承扶在大腿后面，臀下横纹的中点，首见于《针灸甲乙经》。本穴善舒筋活络，可针可灸，灸之并无不良反应和禁忌，故可灸。

白环俞在骶部，骶椎棘突下，当骶正中嵴旁开1.5寸，平第4骶后孔，首见于《针灸甲乙经》。《针灸甲乙经》云："刺入八分，得气则泻，泻讫多补之，不宜灸。"本穴内应男子精室、女子胞宫，是人体藏精之所，精华之气转输之处，故能补益肾气、固精止遗、调经止带，因此非常适宜灸之，灸之无不良反应。

心俞在第5胸椎棘突下，旁开1.5寸，首见于《灵枢·背俞》。《针灸甲乙经》云："针入三分，留七呼，禁灸。"《铜人腧穴针灸图经》也言禁灸。言禁灸乃因本穴为心之背俞穴，心为君主之官，灸之则恐扰乱神明。现代临床认为灸之无妨，且有很好的疗效，灸之能益心气、养心血而宁心安神，故适宜灸之。但不宜重灸，以防热燥上火。

灸而勿针针勿灸，针经为此尝叮咛[1]。

①叮咛：一再嘱咐、告诫。

灸后就不要针刺，针刺后就不再施灸了，为此在针书上曾反复地强调"灸不再针，针不再灸"。

其原因是在古代施灸多为艾炷直接灸，且针具较为粗糙，不消毒，当艾灸后局部易破皮，针刺后局部针孔较大，皆会引起感染，故强调针后不灸、灸后不针。但在现代临床，因重视消毒工作，且多为间接灸，针具较为精细，故非常重视针灸并用，尤其温针灸的运用，起到了针、灸相互为用的情况，功效则事半功倍，备受临床青睐。

庸医[1]针灸一齐用，徒[2]施患者炮烙刑[3]。

①庸医：医术不高明的医生。

②徒：古代五刑之一，即徒刑。在此借指针灸不能像用徒刑一样。

③炮烙刑：殷商时期的一种酷刑，用炭火加热铜柱，令有罪者行其上。在此比喻不该施灸处乱用施灸，如同施刑。

针灸技术不高明的医生，常常针与灸并用，若是不该施灸者乱用灸法，所治患者就如给犯人施以徒刑一般，只会给患者造成痛苦，白白受罪。

【禁灸穴的内容】

历代非常重视禁灸穴，凡重要的针灸医籍皆有相关的内容记载，以歌赋形式存在的医籍也有诸多。其最早见于《医经小学》中，而后诸多的医籍也记载了禁灸歌赋。

多数歌赋记载的禁灸穴位多为45穴。在《针灸甲乙经》一书中记载了42个绝对禁灸穴，分别是头维、承光、脑户、风府、哑门、人迎、丝竹空、承泣、脊中、白环俞、乳中、气街、渊腋、经渠、鸠尾、阴市、阳关、天府、伏兔、地五会、瘈脉21个腧穴；还有特殊情况下禁灸的下关、耳门2个腧穴，以及女子禁灸的石门1个腧穴。《医经小学》在卷五中提出了45个腧穴，在《针灸甲乙经》的基础上多了21个腧穴，但也去掉了下关、耳门及石门等穴。之后的医籍所载的禁灸穴大同小异，如明代李梴在《医学入门》一书中记载的禁灸穴数目与《医经小学》相同，并且提出了"灸而勿针针勿灸"的学术观点。《东医宝鉴》记载52穴，《医宗金鉴》《针灸逢源》多了脑户、耳门二穴，共录载47穴。本篇所列举的禁灸穴位分别是哑门、风府、天柱、承光、头临泣、头维、丝竹空、攒竹、睛明、素髎、口禾髎、迎香、颧髎、下关、人迎、天牖、天府、周荣、渊腋、乳中、鸠尾、腹哀、肩贞、阳池、中冲、少商、鱼际、经渠、地五会、阳关、脊中、隐白、漏谷、阴陵泉、条口、犊鼻、阴市、伏兔、髀关、申脉、委中、殷门、承扶、白环俞、心俞，共计45个腧穴。目前，临床提出禁灸穴多主张睛明、素髎、人迎三穴。

【临床意义】

禁灸穴是历代医家在长期的临床实践中总结出来的宝贵经验，在临床有重要的价值。因为古代灸法极为盛行，在古代施灸均是直接灸，即瘢痕灸为用，所以其禁灸的用穴及注意事项特别多，如在颜面部、大动脉及关节部位均不宜施灸，若是使用瘢痕灸之法（对于大病、顽症痼疾仍以瘢痕灸直接灸疗效较好，值得时下临床重视），这些禁灸之穴仍要遵守。即使非直接灸法，有些穴位也是禁灸之穴，如睛明、素髎等穴。这些禁灸之穴多是从穴位所在的部位而言，还有些禁灸穴位是从穴位的作用特性而言。有些穴位是为防艾火伤正故禁之，《高式国针灸穴名解》中有相关的注解，如风府穴"以病理论之，则风邪内传之门户也……诸风穴多忌灸，以火入风穴，则走窜愈烈也。犹炉灶之火，得风则旺也，慎之为要。《铜人》禁灸"。又漏谷穴"在三阴交穴上三寸处，胫腓二骨夹隙中，故喻之为"谷"。又以胫骨有漏血孔，与本穴遥相关通（《医宗金鉴》谓在夹骨隙中），故名之为"漏谷"……《铜人》禁灸，盖防其由漏血孔传热及髓也……古人于此等细秘处，早有留意焉"。

可见，对于禁灸用穴，古代医家是从多个方面而言，针灸禁忌不仅是在重"形"而是更重"神"的指导思想下提出的，对指导我们继承中医学这个宝库大有裨益。在古代，针灸临床非常重视歌赋的运用，诸多的内容都是以歌赋的形式表达。禁灸穴也以歌赋形式来记载，首先强调其临床重要性，用词押韵，朗朗上口，便于记忆，内容精要，以便于临床大力推广。

附：《医经小学》《奇效良方》《医宗金鉴》中关于禁灸的歌赋

1.《医经小学》中的《禁灸穴歌》
禁灸之穴四十五，承光哑门及风府。
天柱素髎临泣上，睛明攒竹迎香数。
禾髎颧髎丝竹空，头维下关与脊中。
肩贞心俞白环俞，天牖人迎共乳中。
周荣渊腋并鸠尾，腹哀少商鱼际位。

经渠天府及中冲，阳关阳池地五会。

隐白漏谷阴陵泉，条口犊鼻兼阴市。

伏兔髀关委中穴，殷门申脉承扶忌。

2.《奇效良方》中的《禁灸穴法》

哑门风府及承光，攒竹睛明与少商。

天牖头维下关穴，系堂天府及迎香。

素髎鸠尾阳关定，心俞经渠阴市当。

渊腋白环并五会，当阳伏兔脊中藏。

禁灸人迎条口穴，乳中殷门髀关乡。

避灸穴中二十九，用针补泻即安康。

3.《医宗金鉴》中的《禁灸穴歌》

禁灸之穴四十七，承光哑门风府逆。

睛明攒竹下迎香，天柱素髎上临泣。

脑户耳门瘈脉通，禾髎颧髎丝竹空。

头维下关人迎等，肩贞天牖心俞同。

乳中脊中白环俞，鸠尾渊腋和周荣。

腹哀少商并鱼际，经渠天府及中冲。

阳池阳关地五会，漏谷阴陵条口缝。

殷门申脉承扶忌，伏兔髀关连委中。

阴市下行寻犊鼻，诸穴休将艾火攻。

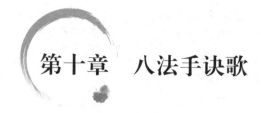

第十章　八法手诀歌

【歌赋】

春夏先深而后浅，秋冬先浅而后深。
随处按之呼吸轻，迎而吸之寻内关。
补虚泻实公孙是，列缺次当照海深。
临泣外关和上下，后溪申脉用金针。
先深后浅行阴数，前三后二却是阴，
先浅后深阳数法，前二后三阳数定。
临泣公孙肠中病，脊头腰背申脉攻。
照海咽喉并小腹，内关行处治心疼。
后溪前上外肩背，列缺针时脉气通。
急按慢提阴气升，急提慢按阳气降。
取阳取阴皆六数，达人刺处有奇功。

　　本歌赋首载于明代高武《针灸聚英》中，后在《针灸大成》等针灸医籍中被转载，主要论述针刺奇经八脉八穴时运用针术手法的一些要领，这是作者的临床经验总结，此针术手法疗效显著。

　　本歌选自《针灸大成》。

【注解及运用】

春夏先深而后浅，秋冬先浅而后深。

　　在春夏时节，针刺具体操作方法：首先深刺至地部，得气后，再将针上提至天部，以引导阴气外出，这就是先深后浅。秋冬时节，针刺具体操作方法：首先浅刺至天部，得气后，再深刺至地部，以引导阳气内交，这就是先浅后深。

　　本句是根据《素问·四气调神大论篇》言"春夏养阳，秋冬养阴"和《素问·阴阳应象大论篇》的"从阴引阳，从阳引阴"而来。《难经》更为明确地指出了四季不同针刺之不同的操作运用，其载曰："春夏各致一阴，秋冬各致一阳者，何谓也？然春夏温，必致一阴者，初下针，沉之至肾肝之部，得气，引持之阴也。秋冬寒，必致一阳者，初内针，浅而浮之，至心肺之部，得气，推内之阳也。"这是指春夏时节需要将阳气与阴气相呼应，而秋冬时节则需要将阴气与阳气相呼应，这是阴阳调和的一种体现。"春夏各致一阴"，是指在春夏时节，由于气温上升，人体的阳气也随之升发，浮于体表。此时治疗或调理身体时，应当注意引导这股阳气向下，与体内的阴气相交融，以达到平衡状态。当针刺初下针时可以深刺到肝肾之部，引导阴气来呼应体表的阳气。"秋冬各致一阳"则是指在秋冬季节，天气转寒，人体的阳气收敛内藏，阴气相对旺盛于外。这时治疗或调理身体应当调整为引导外部的阴气向内，以配合体内潜藏的阳气，达到阴阳和合的目的。当针刺时，进针可以浅而浮，逐渐深入心肺部位，使内部的阳气与外部的阴气相呼应。

随处按之呼吸轻，迎而吸之①寻内关。

①迎而吸之：指呼吸迎随补泻法。吸气时进针、呼气时出针，为迎为泻；呼气时进针、吸气时出针，为随为补。

呼吸与开阖相互配合，针刺操作时要根据其补泻要求。应用补法时，要在呼气时进针，吸气时出针，出针后迅速按闭针孔；应用泻法时，要在吸气时进针，呼气时出针，出针后缓按或不按针孔。针刺内关穴施以泻法时，在吸气时进针，呼气时出针。

"迎随"就是逆顺的意思，其名首见于《内经》。《灵枢·九针十二原》言："往者为逆，来者为顺，明知逆顺，正行无问。逆而夺之，恶得无虚？追（随）而济之，恶得无实？迎之随之，以意和之，针道毕矣。"《灵枢·小针解》对此解释说："迎而夺之者，泻也；追（随）而济之者，补也。"由此可见，人体气血往来有逆顺，针刺时应当根据气血之逆顺施以针刺。逆其经气，以泻除其病邪，就能使邪盛的情况转化为虚；顺其经气，以补益其正气，就能使正虚的情况转化为实。由此可以理解，迎随是针刺补泻法的总则。补泻（迎随）主要就是在不同的深度和不同的方向上运针，都有个逆其气或顺其气的关系，即都有迎随关系。所以"迎而夺之""随而济之"成为各种补泻法的总则，因而各种补泻都可以称作"迎随"。《难经》中就把子母补泻的取穴称为迎随，何若愚以"补泻生成"的深浅称为迎随；《医学入门》将各种补泻法统属于迎随，也就是说，无论是以配穴或是以提插、捻转、浅深、方向、呼吸等法来分补泻的都可称作迎随。迎随之法就是各种补泻法。此处是指针刺内关穴时，根据补泻之需求配合呼吸补泻的针刺方法。

补虚泻实公孙是。

公孙穴属足太阴脾经，为足太阴经别走足阳明胃经之络穴，是八脉交会穴之一，通于冲脉。具有健脾和胃、理气化湿、调和冲脉之功，为治疗脾胃、肠腹部疾病之常用穴，虚实皆可运用。《灵枢·经脉》曰："足太阴之别，名曰公孙……厥气上逆则霍乱。实则肠中切痛，虚则鼓胀，取之所别也。"

本穴一直被历代医家所重视，在临床中尤其与内关穴伍用最为经典，形成了固定的配伍对穴，作用广、疗效强。《八法交会歌》言"内关相应是公孙"。阳维脉与手厥阴心包经内关穴相通，冲脉与足太阴脾经的公孙相通，两穴的主治范围也基本相同。《八脉交会穴主治歌》言"公孙冲脉胃心胸，内关阴维下总同"。公孙与内关相配，主治胃、心、胸部疾病。窦汉卿在《针经指南·八法交会八脉》中指出，公孙、内关二穴"合于心、胸、胃"，用公孙与内关相互配合，主治四条经脉循行线所联系的心、胸、胃病证。公孙在下肢足踝部为"父"，内关在上肢手腕部为"母"，两穴相配构成"父母"关系。

而在《八脉八穴治症歌》中，对八脉交会的8个穴位单独的主治疾病有较为全面的总结，如对公孙穴主治总结为"九种心疼延闷，结胸反胃难停，酒食积聚胃肠鸣，水食气疾膈病。脐痛腹痛胁胀，肠风疟疾心疼，胎衣不下血迷心，泄泻公孙立应"，可谓是总结精当而全面。

列缺次当照海深。

列缺穴属手太阴肺经，为手太阴络脉别走手阳明之络穴，联络着二经之经气，既可以治疗肺经病变，又可以治疗与其相表里的大肠经病变，能清善解，功专宣肺利气、疏风解表、为治疗肺卫受感、宣降失常所致诸疾之常用穴。又因本穴还是八脉交会穴之一，通于任脉，故还用于任脉病变的治疗，是历代临床常用的要穴。

照海穴属足少阴肾经，为八脉交会穴之一，通于阴跷脉，是阴跷脉脉气生发之起始穴，调理阴跷脉之主穴，功善滋阴泻火、利咽安神、补肾益精、调理经血。

二穴在历代善于配伍运用，如《八法交会歌》言"列缺交经通照海"，任脉与手太阴肺经的列缺穴相通，阴跷脉与足少阴肾经的照海穴相通，两穴的主治范围大致相同，故常伍用加强协同。窦汉卿在其所著的《针经指南·八法交会八脉》中指出，列缺、照海二穴"合于肺系、咽喉、胸膈"，即列缺与照海相配，主治四条经脉循行线所联系的肺系、咽喉、胸膈病证。故《八脉交会穴主治歌》总结为"列缺任脉行肺系，阴跷照海膈喉咙"，其中列缺在上肢手腕部为"主"，照海在下肢足踝部为"客"，两穴相互构成"主客"关系。

临泣外关和上下[①]。

①和上下：奇经八穴按八法交会关系可分为四组，即上肢的内关与下肢的公孙为一组；上肢的外关与下肢的临泣为一组；上肢的列缺与下肢的照海为一组；上肢的后溪与下肢的申脉为一组。八法交会的规律是上肢腧穴和下肢腧穴相配合。"和上下"即指此而言。

足临泣穴属足少阳胆经，为足少阳胆经之气所输注之输木穴，"输主体重节痛"，故其通经活络之力甚强，性善条达，功善疏泄，为胆经经气郁滞或气郁化火所致经脉循行部位病变之常用穴、要穴。又为八脉交会穴之一，通于带脉，故可用于带脉疾病的治疗。

外关穴属手少阳三焦经，为三焦经别行之络穴，八脉交会穴之一，通于阳维脉，主一身之表，为治疗外感表证之主穴、要穴，功善疏风清热解表。

《八法交会穴歌》言"外关临泣总相同"，阳维脉与手少阳三焦经外关相通，带脉与足少阳胆经之足临泣相通，两穴的主治范围相近。窦汉卿在其所著的《针经指南·八法交会八脉》中指出，足临泣、外关二穴"合于目锐眦、耳后、颊、颈、肩"，即足临泣与外关相互配合，主治四条经脉循行线所联系的目外眦、耳、颊、颈、肩病证。故《八脉交会穴主治歌》总结为"临泣胆经连带脉，阳维目锐外关逢"。

后溪申脉用金针。

后溪为手太阳经之输木穴，八脉交会穴之一，通于督脉，又为小肠经之母穴。本穴具有解表清热、通督醒神、舒筋解痉、祛邪截疟的作用，主要用于治疗疟疾、督脉病和手太阳经循行路径上的病变。功专"通督镇静"，既能醒神定志，又能抑制督脉之挛急，为治疗疟疾、落枕、动证、抽搐、痉挛性疾病之要穴。

申脉穴属足太阳膀胱经，为八脉交会穴之一，通于阳跷脉，是阳跷脉脉气所出之起始穴，故最善调理阳跷脉经气。

《八法交会穴歌》言："后溪申脉亦相从。"督脉与手太阳小肠经的后溪穴相通，阳跷脉与足太阳膀胱经申脉相通，两穴主治也基本相近。窦汉卿在其所著的《针经指南·八法交会八脉》中指出，后溪、申脉二穴"合于目内眦、颈项、耳、肩膊、小肠、膀胱"，即后溪与申脉相互配合，主治四条经脉循行线所联系的目内眦、颈项、耳、肩、小肠、膀胱病证。故《八脉交会穴主治歌》总结为"后溪督脉内眦颈，申脉阳跷络亦通"。

先深后浅行阴数[①]，前三后二[②]却是阴。

①阴数：六阴之数，为针刺泻法。

②前三后二：即指针刺使用"飞"法，拇指向前飞针3次（拇、食指一捻一松为1次），再向后2次为阴数。

针刺泻法时，进针后先针刺至地部，得气后将针再上提至天部，以引导一阴之气，然后行六阴之数，为针刺泻法，拇指向前飞针3次，再向后2次为阴数。

先浅后深阳数[①]法，前二后三[②]阳数定。

①阳数：九阳数手法，为针刺补法。

②前二后三：即指针刺使用"飞"法，拇指向前飞针2次，再向后3次为阳数。

针刺补法时，进针后先针刺至天部，得气后再将针深刺至地部，以将天部的阳气送至地部，然后行九阳数手法，为针刺补法，拇指向前2次，再向后3次为阳数。

临泣公孙肠中病。

足临泣为足少阳胆经之输穴，八脉交会穴之一，通于带脉，在足背外侧；公孙为足太阴脾经之络穴，八脉交会穴之一，通于冲脉，在足背内侧。两穴在足部内外相对，足临泣疏利胆腑，公孙调和脾胃，两穴既可以助脾调理运化，又可以助胃消导积滞。胃肠运化和传导功能异常引起的胃痛、呕吐、肠鸣、泄泻、痢疾等，均可运用足临泣、公孙治疗。肠胃湿热所致的赤白下痢、肠风下血，公孙为脾经之络穴可以清泄胃肠之热，又因其通于冲脉调理血分，故用之甚妙。

脊头腰背申脉攻。

申脉穴属足太阳膀胱经，足太阳膀胱经"还出别下项，循肩膊内，挟脊抵腰中，入循膂……从腰中，下挟脊，贯臀，入腘中"，行于人身整个后部。膀胱经主筋所生病，申脉具有通络止痛、舒筋活络、理气行血的作用，根据经络所行、主治所及的理论，故取申脉能治疗颈、项、肩、背及腰腿疼痛。正如《八脉八穴治症歌》总结"腰背屈强腿肿……申脉先针有应"。

照海咽喉并小腹。

照海归属于足少阴肾经，为八脉交会穴之一，通于阴跷脉，为阴跷脉之起始穴，有调理阴跷脉脉气之功，因而滋肾阴、清虚热、利咽喉、安神志，用于治疗肾阴亏虚所致咽喉、失眠、癫痫之疾。尤其治疗咽喉之疾甚效，足少阴肾经循喉咙挟舌本，阴跷脉也由胸腹上至咽喉，用照海穴则有滋阴润燥、导火下行的作用，所以用于咽喉干燥、疼痛甚效，临床配列缺、少商滋阴泻火，清利咽喉，治疗咽痛喉痹。

所言的"并小腹"，则是指妇科与泌尿系统疾病，本穴因足少阴肾经经气之所归，阴跷脉之所发，故能补肾益精、调理冲任，用于治疗肾阴亏虚所致妇科经带之疾。

正如《八脉八穴证治歌》所言："喉塞小便淋涩，膀胱气痛肠鸣，食黄酒积腹脐并，呕泻胃番便紧。难产昏迷积块，肠风下血常频，膈中快气气痃侵，照海有功必定。"

内关行处治心疼。

内关归属于心包经，为心包经联络于三焦经之络穴，又与冲脉合于胃、心、胸，通阴维脉而主一身之阴络，故刺之能峻疏三焦之气血，上可宽胸理气，主治上焦气机不畅、胸闷胸痛，对此在临床总结为"心胸内关谋"。

现代医学研究发现，针刺内关可使心功能得到一定的改善，针刺后心肌收缩力有所增强，并具有降低左室舒张期终末压的作用，还可使心率慢的加快，快的减慢。临床常用于心律失常、心悸、冠心病、心绞痛、休克、高血压、低血压等心血管疾病的治疗。

《八脉八穴证治歌》对此总结道"中满心胸痞胀……妇女胁疼心痛，结胸里急难当，伤寒不解结胸膛，疟疾内关独当"。

后溪前上外肩背。

后溪穴属手太阳小肠经，为手太阳小肠经经气所注之输木穴，八脉交会穴之一，通于督脉。手太阳小肠经"上循臑外后廉，绕肩胛，交肩上，入缺盆"，因通于督脉，故有通督兴阳、温养筋脉的作用，又因其为手太阳之输穴，"荥输治外经"，故用本穴可治疗筋脉挛急之证，以及本经经脉循行路径上的头项、肩胛、肘臂、腕和手指等疼痛病证。

《八脉八穴证治歌》对此总结道"头疼眼肿泪涟涟，腰膝背腰痛遍"。

列缺针时脉气通。

列缺为手太阴肺经之络穴，别走阳明，联络着二经之经气，既可以治疗肺经病变，又可以治疗与其相表里的大肠经病变，能清善解，功专宣肺利气、疏风解表，是治疗肺卫受感、宣降失常所致诸疾之常用穴。又因本穴为八脉交会穴之一，通于任脉，任脉起于前阴，循少腹上行，其病多关生殖系统，故常用于治疗生殖系统疾病。

急按慢提①阴气升，急提慢按②阳气降。

①急按慢提：相当于"疾而徐则虚"，也就是快进针、慢出针的手法，可引导阴气外出，是一种泻法。

②急提慢按：相当于"徐而疾则实"，也就是慢进针、快出针的手法，可引导阳气内交，是一种补法。

针刺时以快进针、慢出针的手法操作，可引导阴气外出，这是一种泻法的操作；如果是以慢进针、快出针的手法操作，可引导阳气内交，是一种补法的操作。

取阳取阴皆六数①，达人②刺处有奇功。

①皆六数：此处的"皆"应是九之误。通过本句的文义来看，此处指"九六"补泻之法。"九六"来源于《易经》象数哲理中的九数为阳、六数为阴，针术手法中的"九六"，是指进针后在天、地、人三部各向前捻九次为阳，为补；每部各向后捻六次为阴，为泻。

②达人：具有高超才能、技艺或修养的人。

针灸之术高超的人，在针刺时若能施以九六补泻法，其治疗可有奇效。

【临床意义】

本歌赋主要阐述了针刺奇经八穴运用针术手法的基本要领。第一，首先说明了奇经八穴进行针刺时要考虑时间、季节，春夏先深后浅，秋冬先浅后深。第二，针刺时可应用呼吸补泻手法。第三，把奇经八穴按八法交会关系分为四组，每组中均有一个上肢腧穴和一个下肢腧穴相配合。对这些腧穴可用"九六"补泻手法或用指飞手法进行操作。第四，针刺时亦可用徐疾补泻手法。同时还强调指出了八穴的主治病证，如足临泣、公孙两穴主治胃肠病，申脉穴主治头脊腰背部疾病，照海穴主治咽喉和小腹疾病，内关穴主治心痛，后溪穴主治肩背部疾病，列缺穴主治气脉瘀滞疾病。

第十一章　铜人指要赋

【歌赋】

行针之士，要辨浮沉，脉明虚实，针别浅深，经脉络脉之别，巨刺缪刺之分。经络闭塞，须用砭针，疏导脏腑，寒温必明。浅深补泻，经气之正，自有常数。漏水百刻，五十度周，经络流注，各应其时。先脉诀病，次穴蠲疴，左手揥穴，右手置针，刺荣无伤卫，刺卫无伤荣。气悍则针小而入浅，气涩则针大而入深，气滑则疾，气涩则迟，深则欲留，浅则欲疾，候其气至，必辨于针，徐而疾者实，实而迟者虚。虚则实之，满则泻之，菀陈则除之，邪盛则虚之。刺虚者须其实，刺实者须其虚。经气已至，慎守勿失，谨守其法，勿更变也。

贼邪新客，未有定，推之则前，引之则至，其来不可逢，其往不可追，损其有余，补其不足，先去血脉，而后调之，无问其病，以平为期。若有若无，若得若失，五脏已定，九候以备，诊脉病明，行针病愈，众脉不见，众凶不闻，外内相得，无以形先，可玩往来，乃施于人。

手动若务，针耀而匀，伏如横弩，起如发机。见其乌乌，见其稷稷，从见其飞，不知其谁，静意是义，观适之变，是谓冥冥。莫知其形，如临深渊，手如握虎，如待所贵，不知日暮。其气已至，适而自护。五虚勿近，五实不远，扪而循之，切而散之，推而按之，弹而怒之，爪而下之，通而取之。

阴募在腹，阳俞在背，脏病取原，腑病取合。脏俞治脏病，腑募治腑病。出入导气，补泻同精。善行水者，不能注水，善穿地者，不能凿冻，权衡以平，气口成寸，以决死生。

饮食入胃，游溢精气，上输于脾，脾气散精，上归于肺，通调水道，下输膀胱；食气入胃，散精于肝，淫气于筋；食气入胃，浊气归心，淫精于肺。五劳五痹，九气七情，六淫六腑，九窍九州，四气三因，伤风伤寒，杂病奇病，妇人小儿，盛则泻之，虚之补之，不盛不虚，以经取之。

本歌赋首见于《凌门传授铜人指穴》，作者为明代凌汉章，浙江归安双林人，号卧岩先生，其著作有《针灸内篇》《流注辨惑》，但均已失传。后在《针灸聚英》一书中转载。本赋主要论述了针灸从业者所必须掌握的各方面知识，其内容主要来自《内经》，多是根据《素问·宝命全形论篇》《素问·离合真邪论篇》及《灵枢·九针十二原》篇章中的内容总结，包括凭脉辨证、随证施针、行针手法、呼吸补泻、腧穴的配合，以及经气流注、各种病证的补泻方法等。

本赋摘录于《针灸聚英》一书中。

【注解及运用】

行针之士，要辨浮沉，脉明虚实，针别浅深，经脉络脉之别，巨刺缪刺[①]**之分。**

①巨刺缪刺：巨刺与缪刺同是左病针右、右病针左的一种刺法。其不同的是，缪刺刺络，巨刺刺大经。

《素问·刺要论篇》言："病有浮沉，刺有浅深，各至其理，无过其道。"针刺要辨明表里、寒热、虚实，疾病有表里之别，针刺有深浅之分。表病属阳，应该浅刺；里病属阴，应该深刺。人体为皮、脉、肉、筋、骨而组成，各居中、浅、深不同的部位，且属于五脏。根据五脏的病变，针刺就分为皮、脉、肉、筋、骨各种不同的浅或深。《素问·刺齐论篇》言："刺骨者无伤筋，刺筋者无伤肉，刺肉者无伤脉，刺脉者无伤皮。"这是说，病在深部，就应该深刺，不应该浅刺，浅刺为不及。又言："刺皮者无伤肉，刺肉者无伤筋，刺筋者无伤骨。"这是说病在浅部，就应该浅刺而不要深刺，深刺为太过，过则引邪入内，邪入就会伤及正气。

所以，针刺的深浅，必须结合疾病的情况，要明确病在经还是在络。辨经络包含两个层次的内容，一是辨在经还是在络，二是辨在何经何络。病在经调之经，病在络调之络。巨刺和缪刺同是左病取右、右病取左，在对侧针刺的交叉刺激法。两者的不同之处：巨，含有大与深的意思，凡病邪深入，须刺其大经而深，称为巨刺；邪在浅表，仅须刺其支络而浅，称为缪刺。《素问·调经论篇》曰："身形有痛，九候莫病，则缪刺之（病轻）；痛在于左而右脉病者，巨刺之（病较重）。"

经络闭塞，须用砭针[①]**，疏导脏腑，寒温必明。**

①砭针：即砭石，是用石片扎刺皮肤，为远古时代的治病工具，也是后世

针刺疗法的导源。此指针刺。

经络闭塞不通，需要用针刺的方法疏通经络、通畅气血、调理脏腑，临床根据脏腑寒热虚实予以辨证调理。

浅深补泻，经气之正，自有常数[①]。漏水百刻[②]，五十度周[③]，经络流注，各应其时。

①常数：对腧穴针刺深度、补泻方法等都有定数。

②漏水百刻：这里借指时间。漏水，亦称漏刻，是古代的一种计时器。

③五十度周：一天一夜，经气行五十圈。周，圈、周匝。

针刺之深浅、补虚泻实，及经气的运行皆有一定的规律。人在一日一夜中，经气承接着流行五十周，环绕于全身，漏水下百刻的时间，是当营卫气血在白天运行全身二十五个周次，在黑夜也运行于全身二十五个周次，一日一夜运行五十周次。一日十二个时辰，一个时辰流注一个经脉，首尾相接，如环无端，循环灌注。

十二经脉循行有一定的方向和规律：由手太阴肺经（寅时，3~5点）始→手阳明大肠经（卯时，5~7点）→足阳明胃经（辰时，7~9点）→足太阴脾经（巳时，9~11点）→手少阴心经（午时，11~13点）→手太阳小肠经（未时，13~15点）→足太阳膀胱经（申时，15~17点）→足少阴肾经（酉时，17~19点）→手厥阴心包经（戌时，19~21点）→手少阳三焦经（亥时，21~23点）→足少阳胆经（子时，23~1点）→足厥阴肝经（丑时，1~3点），继续流入下一周的循环。

先脉诀病，次穴蠲疴[①]，左手揩穴，右手置针，刺荣无伤卫，刺卫无伤荣。

①蠲（juān）疴：指治愈疾病。蠲，消除、减轻。疴，病痛、灾害。

首先要通过诊察脉象，根据脉气所反映病情的轻重情况，再确定用穴治疗疾病。以左手为押手，右手进针，双手配合进针。刺治在阳分的卫气，应当使用横刺的方法，沿皮而刺，进针后与皮肤平行，针体平卧于皮下，以免损伤营气。刺治在阴分的营气，要先用左手按揉所要针刺的穴位，待穴位处的卫气散开之后再进针，以免损伤卫气。

"刺荣无伤卫，刺卫无伤荣"最早见于《难经·七十一难》中。荣通"营"，代表"里"；卫代表"表"。指出针刺时不要违反针刺深浅原则，针刺深浅，必须适当。这强调了针刺深浅的重要性，若针刺深浅不当，不仅无效反而会加重疾病。对此,早在《内经》中就十分重视,《素问·刺要论篇》中言:"病有浮沉,刺有浅深,各至其理,无过其道。过之则内伤,不及则生外壅,壅则邪从之。浅深不得,反为大贼。"《灵枢·官针》也有言"病浅针深,内伤良肉……病深针浅,病气不泻",是指病位浅的,针刺太深,反而损伤正常组织;病位深的,针刺太浅,病邪不得散泄,就起不了治疗效果。《素问·刺齐论篇》言"刺骨者,无伤筋;刺筋者,无伤肉;刺肉者,无伤脉;刺脉者,无伤皮",这是指病位深要适当深刺。相对的"刺皮者,无伤肉;刺肉者,无伤筋;刺筋者,无伤骨",则是指病位浅则适当浅刺。这些都是指针刺必须结合病邪所在部位来考虑,不宜过浅或过深。《灵枢·官针》中所列举的浅刺皮肤的扬刺、半刺,刺筋的恢刺、关刺,刺肌肉的合谷刺,刺骨的输刺、短刺等,都是根据病位差异而施用深浅不同的刺法,可见针刺深浅对疾病的疗效有至关重要的作用。

气悍则针小而入浅,气涩则针大而入深,气滑①则疾,气涩②则迟,深则欲留,浅则欲疾,候其气至,必辨于针,徐而疾者实,实而迟者虚。

①气滑:指虚证。

②气涩:指实证。

若是气血运行快捷的人,须要选用小的针具,施以浅刺;若是气血运行不畅者,须要选用大针,施以深刺法。虚证患者应快速出针,实证应缓慢出针。行深刺法时,理当留针迟出,待补实正气再出针;行浅刺法时,理当尽早出针,病邪外出就立即出针。得气与否则要通过针下之细微变化而明确。进针慢、出针快而使其实,为补法;进针快、出针慢而使其虚,为泻法。

本句也是强调针刺深浅的论述。针刺深浅不仅根据病位之深浅,还要通过人的体质强弱、体形的肥瘦、年龄的老幼、男女之性别、气血之盛衰、生理功能之差异等多方面而综合考虑,决定针刺之深浅。故《灵枢·终始》曰:"凡刺之法,必察其形气。"《灵枢·逆顺肥瘦》较为详细地分析了患者的不同体质,对肥人、瘦人、常人(肥瘦适中人)以及壮士、婴儿,其刺法应有不同,肥人和壮士之"重"(凝重)者,大多"血浊、气涩",宜深刺和留针;瘦人和壮士之"劲"(轻劲)者,大多"血清、气滑",宜浅刺疾出;常人则"血气和调",一般宜深浅施治;婴幼儿肌肤脆薄,血少气弱,宜用细小的毫针浅刺而疾出针。

虚则实之,满则泻之,菀陈①则除之,邪盛则虚之。刺虚者须其实,刺实者须其虚。

①菀(yù)陈:气血郁积而久。菀,积滞。陈,久也。

虚证要充实正气，实证要泻除邪气，有瘀血则当通过泻血以祛除，邪气亢盛者，就应该采用泻法，使邪气随针外泄。刺虚证要用补法，使正气充实；刺实证要用泻法，使邪气衰退。

本句则明确地提出了针灸补虚泻实的基本原则，这是针灸治疗所必须遵从的最基本的内容，早在《内经》及《难经》中就以不同形式谈到了相关的内容。《内经》中《灵枢·九针十二原》与《灵枢·经脉》总结精当而全面。《灵枢·九针十二原》言："凡用针者，虚则实之，满则泄之，宛陈则除之，邪胜则虚之。"《灵枢·经脉》进一步总结道："盛则泻之，虚则补之，热则疾之，寒则留之，陷下则灸之，不盛不虚以经取之。"这些内容一直指导着针灸临床的正确治疗。疾病的发生、发展和转归的过程，是邪正斗争的过程。正胜邪则病退，邪胜正则病进。因此，邪正斗争的盛衰消长就表现在病情虚实的变化上。所以，治病的基本原则就是扶正祛邪，即补虚泻实。以上所说的基本原则非常重要，对临床实践有重要的指导意义，必须切实掌握。

经气已至，慎守勿失，谨守其法，勿更变也。

当针刺经气到来之后，就要谨慎运针，思想集中，谨慎守护经气，不要使经气散失。

《灵枢·九针十二原》言："气至而有效。"针灸治疗疾病的疗效必须先要得气是前提，得气的重要性不言而喻。在《灵枢·小解》中言："针以得气，密意守气勿失也。"说明了针刺必须得气，而且要守住气，而不让其气失去。得气既是补泻的目的，又是补泻的基础，因此针刺全过程都离不开"得气"。

贼邪新客，未有定，推之则前，引之则至，其来不可逢，其往不可追①，损其有余，补其不足，先去②血脉，而后调之，无问其病，以平为期。

①追：此指泻法。

②去：祛除。

邪气刚刚侵入人体经脉，尚未停留，此时如果以推针刺法则推病邪前进，而以针刺提引则使病邪留滞在局部。气盛不可用补法，气虚不可用泻法，否则会导致气血尽伤而邪气不除之恶果，泻其有余，补其不足。凡血脉中有邪气壅滞的，或有瘀血的，首先祛除血脉中的瘀滞，然后再根据病情进行调理，无论治疗什么疾病，都是以达到气血平和与调顺为准则。

本句是根据《素问·离合真邪论篇》及《素问·三部九候论篇》的内容总结而来，是治疗疾病的重要方法和原则，尤其是"无问其病，以平为期"这句话，可谓是中医治病的总原则，必须遵从，临床治疗任何疾病，都是以达到患者气血平调为准则。《素问·三部九候论篇》言："必先度其形之肥瘦，以调其气之虚实，实则泻之，虚则补之。必先去其血脉而后调之，无问其病，以平为期。"在治疗疾病时，先要根据患者的身体状况，了解其正气之虚实，实证用泻法，虚证用补法调治。但在治疗时，先要祛除患者血脉中的瘀滞，即刺血方法的运用，强调了刺血治疗的重要性，然后根据补虚泻实的原则，以使身体气血平和为治疗目的。

若有若无，若得若失，五脏已定，九候①以备，诊脉病明，行针病愈，众脉②不见，众凶③不闻，外内相得，无以形先④，可玩⑤往来，乃施于人。

①九候：寸口脉分寸、关、尺三部，每部各以轻、中、重的指力相应分为浮、中、沉三候，共为九候。

②众脉：真脏脉。

③众凶：即指五脏败绝的表现。王冰注："谓五脏相乘。内外相得，言形气相得也。"

④先：优先。

⑤玩：熟悉。

治疗虚证其手下要有若得若失的感觉，治疗实证其手下要有若有若无的感觉。观察五脏的虚实，审明脉的三部九候的变化，然后才好用针。还应注意的是，是否有真脏死脉和五脏有无败绝现象的出现，内外形气是否相得，不能只以外形为依据，还要全面掌握经脉气血往来的情况，然后再施针。

《难经·七十九难》言："经言迎而夺之，安得无虚？随而济之，安得无实？虚之与实，若得若失；实之与虚，若有若无，何谓也？"这是指针刺补泻时手下的感觉，虚证用补法，以充实正气，在于要有若得若失的感觉；实证用泻法，使邪气虚弱，也在于要产生若有若无的感觉。

《难经》该篇是介绍迎随补泻和子母补泻法相结合，说明补虚泻实的作用，以及在针下所出现的不同反应。所谓若得若失、若有若无，主要是指针下的反应，包括医者和患者的感觉，就是通过补虚泻实的针法后，患者感觉正气充实，有显著的好转，若有所得；反过来，也可以这样说，患者感到体内已没有病邪存留，已有如释重负的轻松感。

手动若务①，针耀②而匀，伏如横弩③，起如发机④。见其乌乌⑤，见其稷稷⑥，从⑦见其飞，不知⑧其谁⑨，静意是义⑩，观适⑪之变，是谓冥冥⑫。莫

知其形，如临深渊，手如握虎，如待所贵^⑬，不知日暮。

①务：专注。

②耀：明亮洁净。

③横弩：横弓待发。

④机：弩上的机钮。

⑤乌乌：云集貌。此言气盛像乌鸦集合一样。

⑥稷稷：繁茂貌。此言气盛像稷禾一样茂盛。

⑦从：同"纵"。

⑧知：作"见"解。

⑨谁：作"杂"解。

⑩义：适当。

⑪适：至，到达。

⑫冥冥（míng）：晦暗，即不明白。

⑬贵：旧称地位高的人。此指候气如待贵客。

运针时，精神要专一，针具要洁净匀称，在针刺而经气未至之时，要像箭在弦上，张弓待发；一旦经气来到，则应迅速起针，如箭已离弦一样迅速。细心体会就会发现，针下的感觉就像群鸟快速飞过一样。气盛之时，好像稷禾一样茂盛；经气往来就如鸟在飞翔，无从捕捉它的形迹。静心观察施针时患者的呼吸、面容及神色变化。注意进针之后，随时注意经气到来的变化，经气来时，在体表看上去是无影无形的，要谨慎运针，好像面临万丈深渊，又好像手握老虎一样。候气的到来就如同对待贵宾一样，不计较时间的早晚，以得气为目的。

本段是根据《素问·宝命全形论篇》总结而来，其中记载"凡刺之真，必先治神"，强调了针灸治神的重要性。治病的关键，一定要先聚精会神，针刺操作方法，要态度端正、心神安定。应首先了解疾病的虚实，然后运用补泻手法。当医者在针刺时态度应谨慎而和蔼，精神要集中。即《灵枢·九针十二原》载："持针之道，坚者为宝，正指直刺，无针左右，神在秋毫，属意病者，审视血脉，刺之无殆。"这也是强调了医生操作时要精神集中，对患者随时观察针刺反应与针下感应等，以明察秋毫的洞察力去细致分析，留心患者的神态变化，审视经脉血气的虚实，体会针下的感应。同时掌握针刺的适应证，针刺时应根据虚实进行补泻。由此可知，针刺治病，自始至终都得注重"神"。这里的"治神"有两方面的含义：一是在针刺过程中，术者要全神贯注，细心体察针下经气的虚实、强弱的变化；二是应同时密切观察患者的表情和反应，包括气血的盛衰、邪正的虚实。也就是说，针刺治疗中既要注意病者的"神"，更要集中医者的"神"。

其气以至，适①而自护②。

①适：调适。

②护：慎守。

当针刺得气后，要谨慎地守护。

针刺必须在"得气"的情况下，才能获得满意的疗效，故《灵枢·九针十二原》言："刺之要，气至而有效，效之信，若风之吹云，明乎若见苍天。"《标幽赋》也言："气速至而速效，气迟至而不治。"这些都强调了得气的重要性。但是得气容易守气难，得气后能够始终守住气才是关键。"守气"是整个针刺过程一直保持得气的内容，其重要性不言而喻，正如《针灸大成》言"宁失其时，勿失其气"，可谓是总结精当。在针刺得气后，若不注意守气，在施行手法时失去经气聚守，则行针无气可调，虽尽力运用手法也徒劳无益。《素问·宝命全形论篇》言："经气已至，慎守勿失。"也是言明了守气之重要性。医者采用各种手法候气、取气，其目的都是为了得气，得气之后，就不要"失气"，所以古人能把守气的术者称为"上工"。故《灵枢·小针解》言："上守机者，知守气也。"术者在针刺得气后，必须聚精会神地体会针下经气的活动情况，刺手拇指、食指捏持针柄，稳住针身，保持针体不动，以意守气，慎守勿失。

五虚①勿近，五实②不远，扪③而循之，切④而散之，推而按之，弹而怒⑤之，爪而下之，通而取之。

①五虚：脉细、皮寒、气少、泄利前后、饮食不入，谓之"五虚"。

②五实：脉盛、皮热、腹胀、二便不通、闷瞀，谓之"五实"。

③扪（mén）：抚摸。

④切：按压穴位。

⑤怒：振奋，奋起。

患者的病情有虚有实，见到五种虚证，不可轻易用针；而见到五种实证，则不要轻易放弃用针。在用针以前，一定先沿着经脉的走向摸准穴位，然后用手指按压穴位使经气扩散，再揉按皮肤肌肉使经脉气血流动，接着用手指弹动穴位，使局部气血充盈，再马上用左手掐着穴位以确定进针的部位，以右手将针刺入，当经络通畅后，针去其邪。

本段主要描述了针刺时的辅助手法，这是正确针刺的重要内容。循法是指进针前后用手揣摩经络循行路线，或穴位上下左右，促使经络之气疏通，循经而至的一种针刺辅助手法。明代汪机所著的《针灸问对》对该法进行了详细阐述，言："下针后，气不至，用手上下循之……上下往来抚摩，使气血循经而来，故曰循以至气。"切法是指在进针前以指甲在腧穴周围掐切、揉按片刻，使气血宣散的一种针刺辅助手法。该法始见于《素问·离合真邪论篇》，所谓"切而散之"，即是此法。明代杨继洲《针灸大成》中详细地论述了该法的操作，云："爪而下之，此则《针赋》曰：左手重而切按，欲令气血得以宣散，是不伤于荣卫也，右手轻而徐入，欲不痛之因，此乃下针之秘法也。"《针灸问对》言："如气不行，将针轻轻弹之，使气速行。"《针灸大成》言："弹而努之，此则先弹针头，待气至，却退一豆许，先浅而后深。自外推内，补针之法也。"本法用于得气迟缓的患者。弹法可启发经气，加快、增强得气感。操作时，用手指轻轻弹动针尾，使针体发生微微连续的震颤。

在临床上，辅助手法是针刺前必用之法，而下针后则为选用之术。所以辅助手法是不可忽视的。

阴募在腹，阳俞在背。脏病取原，腑病取合。脏俞治脏病，腑募治腑病。

腹募穴在属阴的胸腹部，背俞穴在属阳的背部。五脏病取原穴，六腑病取下合穴，背俞穴善治五脏病，腹募穴善治六腑病。

这是脏腑疾病取穴的重要原则。背俞穴是脏腑之气输注于背腰部的腧穴，募穴是脏腑之气汇聚于胸腹部的腧穴，它们均分布于人体躯干部，与脏腑有着密切的关系。元代滑伯仁在《难经本义》中言："阴阳经络，气相交贯，脏腑腹背，气相通应。"认为脏腑之气与俞募穴相互贯通。《难经·六十七难》言："五脏募皆在阴，而俞皆在阳者，何谓也？然：阴病行阳，阳病行阴。故令募在阴，俞在阳。"本条指出了五脏病首先取用背俞穴，六腑病首先取用腹募穴的用穴原则。《素问·咳论篇》言："治脏者，治其俞；治腑者，治其合。"指明了五脏病取背俞穴，六腑病取下合穴的用穴原则。在临床中，五脏六腑病一般取穴原则：五脏病，首选背俞穴与原穴；六腑病，首选腹募穴和下合穴。

出入导气，补泻同精[1]。

[1]同精：都是以保养精气为目的。精，精气、正气。

慢慢进针，慢慢出针，以导引经气。在不运用明显的补泻手法的情况下，称之为同精。

善行①水者，不能注②水，善穿③地者，不能凿④冻，权衡⑤以平，气口⑥成寸，以决⑦死生。

①行：疏理调畅。

②注：此指水流行。

③穿：穿孔，通过。

④凿：打孔，挖掘。

⑤权衡：平衡。权，秤锤。衡，平之义。

⑥气口：亦称"寸口"。诊脉部位。

⑦决：决断，决定。

严寒之下，善于游水行舟的人，不能在冰中往来；善于掘地的人，也不易凿开冻土。脉浮沉出入，阴阳平和，通过寸口脉，可判断患者的病情轻重。

本句出自《灵枢·刺节真邪》，载曰："当是之时，善行水者，不能往冰；善穿地者，不能凿冻；善用针者，亦不能取四厥；血脉凝结，坚搏不往来者，亦未可即柔……治厥者，必先熨调和其经，掌与腋、肘与脚、项与脊以调之，火气已通，血脉乃行，然后视其病，脉淖泽者，刺而平之，坚紧者，破而散之，气下乃止。此所谓以解结者也。"

《灵枢》此段论述了解结刺法治疗厥逆证及其施治原则。治疗厥逆，必须先用温熨的方法，使经脉调和，在两掌、两腋、两肘、两脚以及项、脊等关节交会之处，施以熨灸，待温热之气通达各处，血脉也就恢复正常的运行。然后观察病情，如果血脉滑润流畅，是卫气浮于体表，可采用针刺方法使其平复；血脉坚紧，是寒邪盛实之象，可用破坚散结的针法，待到厥逆之气衰落，阳气来复就停针。像这样，根据邪气聚结的情况先疏通再治疗的方法，就是所谓解结。

饮食入胃，游溢①精气，上输于脾，脾气散精，上归于肺，通调水道，下输膀胱；食气入胃，散精于肝，淫②气于筋；食气入胃，浊气③归心，淫精于肺。

①游溢：游，流行。溢，涌溢。

②淫：输注。

③浊气：此指水谷精微之气。

食物进入胃中，散出精气，并上行输送到脾脏，通过脾脏输送布散水液精气的作用，再向上输送到肺脏。肺脏具有疏通和调节全身水液运行道路的功能，通过这种功能，把水液向下输入膀胱。饮食物进入胃中，经过胃的消化腐熟，其中一部分营养成分输入肝脏，养肝之多余的精气达于筋而营养筋。饮食物进入胃中，其中较稠厚的精华物质注入心脏化生为血，再输送到血脉中去。另一方面，遍布全身的较小经脉中的精气，逐级归流进入到较大的经脉中去。全身的经脉均和肺通连。所以，全身的精气最后总归入肺，肺脏再把精气输送布散到全身体表。

本段较为详细地阐述了人体对饮食物的消化、吸收、转化、输布的生理过程。《灵枢·营卫生会》言："人受气于谷，谷入于胃，以传与肺，五脏六腑，皆以受气，其清者为营，浊者为卫，营在脉中，卫在脉外，营周不休，五十而复大会，阴阳相贯，如环无端。"中焦所化生的气血，必须通过脾散精于肺，由肺宣发，若雾露之溉，朝百脉而洒陈于五脏六腑、四肢百骸，才能使经脉发挥行气血而营阴阳、濡筋骨而利关节的作用。手太阴之经气禀中焦气血所生，由此布散十二经，所以十二经脉流注次序，必起于手太阴肺经。

五劳①五痹②，九气③七情④，六淫⑤六腑⑥，九窍⑦九州⑧，四气⑨三因⑩，伤风伤寒，杂病奇病，妇人小儿，盛则泻之，虚之补之，不盛不虚，以经取之。

①五劳：一般多指志劳、思劳、心劳、忧劳、瘦劳（亦有作"疲劳"）。亦指肺劳、肝劳、心劳、脾劳、肾劳。

②五痹：一般多指筋痹、脉痹、肌痹、皮痹、骨痹。亦指风痹、寒痹、湿痹、热痹、气痹。

③九气：九种气病。《素问·举痛论篇》言："百病生于气也，怒则气上，喜则气缓，悲则气消，恐则气下，寒则气收，炅则气泄，惊则气乱，劳则气耗，思则气结，九气不同，何病之生？"

④七情：喜、怒、忧、思、悲、恐、惊等情志活动。

⑤六淫：风、寒、暑、湿、燥、火六种病邪。

⑥六腑：胆、胃、大肠、小肠、三焦、膀胱六个器官。

⑦九窍：头部七窍及前后二阴。

⑧九州：传说中我国中原上古行政区划，起于春秋战国时期，说法不一。《尚书·禹贡》作冀、兖、青、徐、扬、荆、豫、梁、雍等九州。

⑨四气：寒、热、温、凉。

⑩三因：古代三类病因的合称，即内因、外因、不内外因。

五劳五痹，九种气病，人之七情，风、寒、暑、湿、燥、火之六淫之邪，胆、胃、大肠、小肠、三焦、膀胱六腑，人之九窍与九州相应，寒、热、温、凉之四气，内因、外因及不内外因三种发病之因，伤风伤寒，杂病奇病，妇人及小儿。以上这些情况，实证施以泻法，虚证施以补法，对于虚实不明显的病证，可以按经取穴来治疗。

第十二章　流注指微赋

【歌赋】

疾居荣卫，扶救者针，观虚实与肥瘦，辨四时之浅深。是见取穴之法，但分阴阳而溪谷；迎随逆顺，须晓气血而升沉。

原夫《指微论》中，赜义成赋，知本时之气开，说经络之流注，每披文而参其法，篇篇之旨审存。复按经而察其言，字字之功明谕。疑隐皆知，虚实总附。移疼住痛如有神，针下获安；暴疾沉疴至危笃，刺之勿误。

详夫阴日血引，值阳气流，口温针暖，牢濡深求。诸经十二作数，络脉十五为周；阴俞六十脏主，阳穴七二腑收。刺阳经者，可卧针而取；夺血络者，先俾指而柔。逆为迎而顺为随，呼则泻而吸则补。浅恙新疴，用针之因；淹疾延患，着灸之由。躁烦药饵而难拯，必取八会；痛肿奇经而蓄邪，奸觑砭瘳。

况夫甲胆乙肝，丁火壬水，生我者号母，我生者名子。春井夏荣乃邪在，秋经冬合方刺矣。犯禁忌而病复，用日衰而难已。孙络在于肉分，血行出于支里。闷昏针晕，经虚补络须然；痛实痒虚，泻子随母要指。

想夫先贤迅效，无出于针；今人愈疾，岂难于医。徐文伯泻孕于苑内，斯由甚速；范九思疗咽于江夏，闻见言稀。

大抵古今遗迹，后世皆师。王纂针魅而立康，獭从被出；秋夫疗鬼而获效，魂免伤悲。既而感指幽微，用针真诀。孔窍详于筋骨肉分，刺要察于久新寒热。接气通经，短长依法，里外之绝，羸盈必别。勿刺大劳，使人气乱而神骇；慎妄呼吸，防他针昏而闭血。又以常寻古义，犹有藏机，遇高贤真趣，则超然得悟，逢达人示教，则表我扶危。男女气脉，行分时合度；养子时刻，注穴必须依。

今详定疗病之宜，神针法式。广搜难素之秘密文辞，深考诸家之肘函妙臆。故称庐江流注之指微，以为后学之模规。

本歌赋是由著名医家何若愚所著。何若愚为金元时期著名医家，善针灸。何氏探讨经络之原、针刺之理，作《流注指微论》，原书已佚。《流注指微赋》是在原著作《流注指微论》的基础上，为了便于记诵，于金贞元元年（1153年）取其义作本赋。本赋初载于《子午流注针经》，阎明广注释，流传至今。后被《永乐大典》《普济方》《针灸大全》《针灸聚英》《针灸大成》《类经图翼》等医籍转载，可见流传甚广。《针灸大全》转载此赋时，未列作者姓名。因该书收载窦桂芳所辑的《针灸四书》，后《针灸聚英》等书转载此赋时，误作"窦氏"所撰，《针灸大成》转载时也误以为窦氏所撰。

《子午流注针经》为金时阎明广所著，本书十分推崇何若愚的学术思想，将何氏的《流注指微赋》置于全书之首并详加注释。本歌赋是何若愚传世的医学著作，阐述了阴阳气血、经脉流注等子午流注的基本理论，并强调了流注针法的重要性，简要叙述了基本取穴原则，还涉及了迎随和呼吸补泻等内容。

本歌赋摘录于《针灸大成》。

【注解及运用】

疾居荣卫①，扶救者针，观虚实与肥瘦，辨四时之浅深。

①荣卫：泛指气血、身体。荣，指血。卫，指气。

当身体发生疾病后，应首选针刺之法。在针刺时要根据疾病之虚实，身体之胖瘦，与四时季节的不同，针刺深浅而不同。

针灸治病具有简、便、廉、验等优势特点，并且治疗疾病广泛，治疗相对安全，是一种绿色疗法，能够随时随地运用，具有疏通经络、扶助正气等功效，因此《标幽赋》言"拯救之法，妙用者针"。针刺治疗疾病首先要明确疾病之寒热虚实，这是针灸治病的基本原则。在《灵枢·经脉》中载："盛则泻之，虚则补之，热则疾之，寒则留之，陷下则灸之，不盛不虚，以经取之。"疾病的发生、发展和转归的过程，是邪正斗争的过程。正胜邪则病退，邪胜正则病进。因此，邪正斗争的盛衰消长就表现在虚实病情变化上。所以治病的基本原则就是扶正祛邪，即补虚泻实。补泻是两种完全不同的针刺手法。《难经·七十三难》指出："补者不可以为泻，泻者不可以为补。"若补泻不当，"实实虚虚，损不足而宜有余"都会给患者带来不良后果。《灵枢·邪气脏腑病形》言："补泻反，则病益笃。"因此，治疗疾病前首先要明确患者病情之虚实，根据疾病虚实施以补泻手法，达到扶正与祛邪的目的，使身体恢复阴阳之平衡。

亦云：观肥瘦者，用针之法，必先观其形之肥瘦，方明针刺之浅深。若以身中分寸肥与瘦同用，是谓深浅不得，反为大贼也。

因此肥人刺深，瘦人刺浅。《素问·三部九候论篇》言："必先度其形之肥瘦，以调其气之虚实。"所说的就是针刺之前，必须度量、揣摩患者的身体肥瘦。人体有肥瘦之分，针刺有深浅之别，留针有久暂之异。身体强壮者，血气充盈，肤革坚固，其气涩以迟，刺此者宜深而久留针。若身瘦体弱，皮薄色少，血清气滑，易脱于气，易损于血，刺此者宜浅或不留针。在《灵枢·终始》中记载："故刺肥人者，以秋冬之齐；刺瘦人者，以春夏之齐。"针刺肥胖者要深刺，针刺瘦人就要浅刺。正如《标幽赋》言"春夏瘦而刺浅，秋冬肥而刺深"。四时不同，气血所在亦不同，须按时节调摄。春气在毫毛，夏气在皮肤，秋气在肉分，冬气在筋骨。在《难经·七十难》中言："春夏者，阳气在上，人气亦在上，故当浅取之；秋冬者，阳气在下，人气亦在下，故当深取之。"根据四时之不同，针刺深浅有别，这就是因时制宜的原则。

本句说明了针刺时要根据病情的虚实、患者之胖瘦、四时的不同，所施用的针刺手法有别。

是见取穴之法，但分阴阳而溪谷①；迎随逆顺②，须晓气血而升沉③。

①溪谷：泛指穴位。

②迎随逆顺：此指经气的运行方向。顺经而刺为补，逆经而刺为泻。

③升沉：此指气血盛衰。升即盛的意思；沉即衰的意思。

取穴之法，须分阴阳之不同，穴位远近之别。针刺补泻首先要明确气血之盛衰，根据气虚的盛衰施以补泻，通过经脉的逆顺而施以迎随补泻之法。

迎随，是根据十二经脉循行方向施针，达到补泻目的的一种针刺手法。《灵枢·终始》言："泻者迎之，补者随之，知迎知随，气可令和。"这就是所谓迎而夺之，迎其气而刺为泻；随而济之，随其气而刺为补。十二经脉的循行，供气血上下逆顺的周流，各有其一定的走向。《灵枢·逆顺肥瘦》对十二经脉的循行有明确的记载："手之三阴，从脏（胸）走手；手之三阳，从手走头；足之三阳，从头走足；足之三阴，从足走腹。"由此看来，手之三阴从胸走手为顺，反之为逆；手之三阳，从手走头为顺，反之为逆；足之三阳从头走足为顺，反之为逆；足之三阴，从足走腹为顺，反之为逆。也就是说，手三阴经和足三阳经的顺行走向，都是自上而下，针刺时针尖向下顺其走向转针，随而济之为补，针尖向上逆其走向转针，迎而夺之为泻。手三阳经和足三阴经的顺行走向都是自下而上，所以在针刺时，补法是将针尖和转针都向上，泻法就是相反地将针尖和转针都向下。

原夫《指微论》①中，赜义成赋②，知本时③之气开，说经络之流注，每披④文而参其法，篇篇之旨审存。复按经而察其言，字字之功明谕⑤。

①《指微论》：是何若愚所写的一部以阴阳气血、经脉流注为重点的针灸理论专著。原书已佚。

②赜（zé）义成赋：取《指微论》中的精微之义，撰写成本赋。赜，深奥、微妙。

③本时：十二经脉所流注的时辰。

④披：翻阅。

⑤谕（yù）：了解，明白。

通过以《指微论》中意义深奥的要点为中心，撰写而成本赋。要明确十二经脉所流注的时辰，得时谓之开，气开则当针刺补泻，调整气血。失时谓之合，气闭时则忌针刺，否则会劳而无功。本文用词精妙简略，读之可穷究针灸之理，明确深奥的问题。

子午流注针法是一种以时间条件为主的配穴法。此法最早就见于本歌赋中。关于按时配穴法理论渊源，可以追溯到《内经》。《内经》中有多处阐述了"人与天地相应"的思想，还从营卫气血的运行来说明针刺应当与时相应。《灵枢·卫气行》说："谨候气之所在而刺之，是谓逢时。"子午流注就是以这一理论为指导，以五输穴为基础，结合日时干支的运算，创立了具体的按时配穴法。"子午流注"的名称，子午是十二地支中阴支与阳支的代表，《灵枢·卫气行》载"子午为经，卯酉为纬"。灵龟八法和飞腾八法，是以八脉八穴为基础的按时配穴法，灵龟八法应用较多。以上几种按时配穴法都是始于金宋时期，尤以子午流注最为广用。

疑隐①皆知，虚实总附。移疼住痛如有神，针下获安；暴疾沉疴至危笃②，刺之勿误。

①疑隐：疑难深奥的问题。

②危笃（dǔ）：危重。

原来疑惑的难题涣然冰释，隐晦的医理全都明晓，疾病虚实自可分辨。如果能领悟本文的深奥道理，掌握针刺要理，则能祛除疼痛，针下获效如神。久患慢性疾病，或体质虚弱的人，突然感受新邪，邪气由营卫传入脏腑，其病必危笃而重，针刺治疗时要深思熟虑，不可轻视忽略，须查明何经所苦，慎重针刺补泻，勿出现失误。

详夫阴日血引①，值阳气流。

①阴日血引：主要论述日时阴阳与气血值日的关系，是子午流注纳甲法的基础内容。《医学入门》载"阳日六腑值日者引气，阴日六脏值日者引血"，即阳日先调气，阴日先调血。

阴日血先行脉外，气行脉内；阳日气先行脉外，血行脉内，交贯而行于五脏五腑中，各注井荥输经合五穴，共五十穴。唯三焦受十经血气，次传心包，又各注五穴，十二经共计六十穴。

口温针暖，牢濡①深求。

①牢濡：牢，指针刺时针下感觉紧牢，称为得，指实证。濡，指针刺时针下感觉软弱空虚，称为失，指虚证。

针刺前须先以口温针令暖，使得针具滑利而减少疼痛，亦可借医者之和气，与患者营卫气血无寒暖之争，使之得以顺从。针刺时要明确针下感觉紧牢充实或软弱空虚的不同针感。

诸经十二①作数，络脉十五②为周③。

①十二：指十二经脉。

②十五：指十五络脉。

③周：指十二经脉、十五络脉，共二十七脉气，周流于全身。

人身经脉有十二（手足三阴三阳，共计十二），络脉有十五（每条经脉各有一络脉，另有任脉、督脉及脾之大络，共计十五络脉），共计二十七脉气，气血循环不断，周流不息于全身。

阴俞①六十脏主，阳穴②七二腑收。

①阴俞：阴经五输穴。五脏之输，是指心、肝、脾、肺、肾和心包，每经5个，共计30穴，左右相合为60个。故有"阴俞六十脏主"之说。

②阳穴：六腑的五输穴及原穴。六腑之输，是指胆、胃、大肠、小肠、三焦、膀胱，每经5个输穴，再加6个原穴，共计36穴，左右相合为72穴。故有"阳穴七二腑收"之说。

五脏五输穴左右两侧共有60个输穴，六腑五输穴与原穴左右两侧共有72个输穴。

《灵枢·九针十二原》言："五脏五腧，五五二十五腧；六腑六腧，六六三十六腧。经脉十二，络脉十五，凡二十七气以上下，所出为井，所溜为荥，所注为俞，所行为经，所入为合，二十七气所行，皆在五腧也。"这就是说五脏即心、肝、脾、肺、肾，每经各有5个输穴（即井、荥、输、经、合），合计25个输穴，但目前记载五脏五输穴为30个，因当时没有心经之五输穴（心经之五输穴定为心包之五输穴），到了《难经》又填补了手少阴之五输穴的空白，自此十二经脉之五腧穴完备。这样五脏五输穴由每侧的25个成为了30个，两边共计60个。即以上所言的"阴俞六十脏主"。阴经五输穴见表1。

表 1 阴经经脉五输穴表

经脉	井穴	荥穴	输穴	经穴	合穴
手太阴肺经	少商	鱼际	太渊	经渠	尺泽
手厥阴心包经	中冲	劳宫	大陵	间使	曲泽
手少阴心经	少冲	少府	神门	灵道	少海
足太阴脾经	隐白	大都	太白	商丘	阴陵泉
足厥阴肝经	大敦	行间	太冲	中封	曲泉
足少阴肾经	涌泉	然谷	太溪	复溜	阴谷

六腑即胆、胃、大肠、小肠、膀胱、三焦，每经5个五输穴，因阴经（五脏）的输穴与原穴是同一个穴位，而阳经（六腑）的输穴与原穴均是单独的穴位，因此阳经（六腑）多一个原穴。故阳经（六腑）包括原穴在内为6个，每侧的五输穴即为36个，即《内经》所言的六腑六腧，六六三十六腧，两侧共计72个，即以上所言的"阳穴七二腑收"。阳经五输穴与原穴见表2。

表 2 阳经经脉五输穴与原穴表

经脉	井穴	荥穴	输穴	经穴	合穴	原穴
手阳明大肠经	商阳	二间	三间	阳溪	曲池	合谷
手少阳三焦经	关冲	液门	中渚	支沟	天井	阳池
手太阳小肠经	少泽	前谷	后溪	阳谷	小海	腕骨
足阳明胃经	厉兑	内庭	陷谷	解溪	足三里	冲阳
足少阳胆经	足窍阴	侠溪	足临泣	阳辅	阳陵泉	丘墟
足太阳膀胱经	至阴	足通谷	束骨	昆仑	委中	京骨

刺阳经者，可卧针[1]而取。

[1]卧针：斜刺或平刺，此处是指浅刺之义。

针刺阳经的穴位时，宜卧针浅刺，不可深刺，以免深刺伤及营气。

这是说明针刺之深浅的用针。在本篇歌赋中非常重视深浅用针，在前面所提到的"观虚实肥瘦，辨四时之浅深"，以及后面所谈到的"春井夏荥乃邪在，秋经冬合方刺矣"，皆是关于针刺深浅的内容。针刺不及而达不到治疗疗效，过之可会引邪入内，伤及气血，或伤及相应的脏腑组织器官，因此针刺深浅应适当。早在《内经》中就极为重视针刺深浅，多处提及相关理论，如《素问·刺要论篇》言："刺骨者无伤筋，刺筋者无伤肉，刺肉者无伤脉，刺脉者无伤皮，刺皮者无伤肉，刺肉者无伤筋，刺筋者无伤骨。"就是强调了针刺深浅一定要适度。《素问·刺要论篇》载："病有浮沉，刺有浅深，各至其理，无过其道。过之则内伤，不及则生外壅，壅则邪从之。浅深不得，反为大贼，内动五脏，后生大病。"病有在表、在里、在脏、在腑、在骨、在筋、在皮、在肉、在脉的不同，针刺应当浅深适度，恰中病所。应浅不浅，应深不深，皆非所宜。

夺血络者①，先俾②指而柔。

①夺血络者：即取荣气（营气）。荣气者，经隧也。

②俾（bǐ）：使之义。

凡刺血络，先使用左手捻按所刺之腧穴，待指下气散，才能下针。

逆为迎①而顺为随②，呼则泻③而吸则补④。

①逆为迎：在当刺之日，与病之五脏五行相违，是为不顺而为"迎"。

②顺为随：五脏之气与日相合，不相侵凌而为"随"。

③泻：吸则进针，勿令气违逆；静留针，使邪气不得扩散。时间到了，起针之时，使病邪之气皆出，即是泻法。

④补：呼则进针，静留针，使气至有效，吸气时出针，并按压针孔，使气不随针出，神气存于体内，即是补法。

治疗疾病时，根据患者虚实，通过呼吸之法施以补泻，以天人合一理论观，以时日而定，择时针刺。

浅恙新疴①，用针之因；淹②疾延患，着灸之由。

①浅恙新疴：病情较浅，病程较短。

②淹：弛缓，停留。

病情轻浅及新发生的疾病，一般多是以针刺的方法治疗而见速效；而对病程较久的慢性疾病患者，多是以艾灸的方法处理。

《灵枢·官能》言："针所不为，灸之所宜。"说明了针刺与艾灸是两种不同的治疗方法。针刺是用针在特定部位上，运用不同的手法，给机体以适当的刺激，以调阴阳、经络、营卫气血，而消除疾病。艾灸是用艾绒或其他物质，放置在体表的腧穴上烧灼或熏灼，使热力透入肌肤，以发挥调和气血、温通经络的作用。两者方法不同，治疗作用也因而有所不同。一般是针刺多偏于清泻，艾灸多偏于温补。《千金翼方》载："凡病皆由血气壅滞不得宣通，针以开导之，灸以温暖之。"故其适应证也就因之而异。所以说："针所不为，灸之所宜。"著名医家李梴更为明确地指出："凡病药之不及，针之不到，必须灸之。"艾灸其性温，有温通经络、祛散寒湿、通利血脉、回阳救逆的作用。所以，内脏受寒产生的病证，或经脉虚陷，以及络脉坚紧的阴寒证，均可用灸法以助阳散寒、温经通络、行气活血，而达到治疗的目的。

在临床中，根据患者病情基本情况，既可以单独用灸，也可针与灸配合运用，可起到很好的补虚泻实的治疗目的。目前，临床中常用的"温针灸"既有针刺的效果，又有艾灸的作用，对于慢性风寒湿痹痛等，均可采用。

躁烦药饵而难拯[1]，必取八会[2]。

①拯：拯救，援救。

②八会：即指八会穴，是脏、腑、气、血、筋、脉、骨、髓之精气汇聚的八个穴位。

因热盛所致的躁烦，采用药物难以拯救，必须选取八会穴来治疗。

八会穴最早是由《难经·四十五难》提出："腑会太仓，脏会季胁，筋会阳陵泉，髓会绝骨，血会膈俞，骨会大杼，脉会太渊，气会三焦外一筋直两乳内也。热病在内，取其会之气穴也。"即脏会章门，腑会中脘，气会膻中，血会膈俞，筋会阳陵泉，脉会太渊，骨会大杼，髓会绝骨。其"热病在内，取其会之气穴也"的治疗原则，说明八会穴是治疗热病所用，似乎八会穴是为热证而设，本歌赋中此句话就是该治疗思想的体现。其实八会穴并非仅治疗热病，正如当代著名针灸医家李鼎教授所言："按理既能治其热证，也应治其寒证，才不失于片面。"

痈肿奇经[1]而蓄邪，砭馘[2]砭瘳[3]。

①奇经：指奇经八脉和十二经脉而言。

②馘（guó）：指诛戮、消灭。

③砭瘳（chōu）：砭石最早用于痈肿排脓。瘳，病愈。

当受邪气蓄积而发生的痈肿，气血行奇经八脉，而十二经脉不能约束，治疗时当以砭石刺出血治疗，病即可痊愈。

况夫甲胆乙肝，丁火壬水。

即天干中甲配属于胆，乙配属于肝，丁配属于心，壬配属于膀胱。

脏腑与十天干相配，阳干主脏，阴干主腑。故甲胆、乙肝、丙小肠、丁心、戊胃、己脾、庚大肠、辛肺、壬膀胱、癸肾。三焦和心包二经化收五脏五腑之精血，合为十二经循行全身。

生我者号母，我生者名子。

通过五行属性关系，生我者为母穴，我生者为子穴，这就是五输穴的补母泻子配穴法的运用。

子母补泻法是根据五行理论选用五输穴治疗各经虚证和实证的配穴方法。根据《难经》所言，井、荥、输、经、合五输穴各有对应的五行属性：阴经五输穴，依次为木、火、土、金、水；阳经五输穴，依次为金、水、木、火、土。阴经五输穴与阳经五腧穴之间具有刚柔相济的作用。疾病分属十二经，各配属五行，根据其经脉之五行属性，和五行的相生关系，定出一对母穴和子穴。如肺经属金，"生金"者为"土"，在肺经五输穴中太渊属"土"，故太渊为肺经之母穴；"金生"者为"水"，在肺经五输穴中尺泽属"水"，故尺泽为子穴。如果肺经之虚证，根据"虚则补其母"，就补太渊，如果肺经之实证，根据"实则泻其子"，就泻尺泽，这就是本经的子母补泻法。另外，还有一种异经子母补泻法，通过经与经之间的五行属性关系而确定的子母关系，临床中以本经子母补泻用之最为确实，故多以本经子母补泻为常用。

春井夏荥乃邪在，秋经冬合方刺矣。

春季木旺宜刺井，夏日火旺刺荥，长夏土旺刺输，秋季金旺刺经，冬日水旺刺合。四时之刺法，以泻逐其时所胜之邪毒。

本句歌赋来自于《难经》的总结，在《难经·七十四难》中言："春刺井，夏刺荥，季夏刺俞，秋刺经，冬刺合者，何谓也？然：春刺井者，邪在肝；夏刺荥者，邪在心；季夏刺俞者，邪在脾；秋刺经者，邪在肺；冬刺合者，邪在肾。"春季宜刺井穴，是因为病邪往往在肝；夏季宜刺荥穴，是因病邪往往在心；季夏宜刺输穴，是因病邪往往在脾；秋季宜刺经穴，是因病邪往往在肺；冬季宜刺合穴，是因为病邪往往在肾。肝、心、脾、肺、肾分别与春、夏、季夏、秋、冬相联系。五脏中某一脏发生病变，往往会随着其相应的季节，在五个方面出现相应改变。

犯禁忌而病复。

针刺时或针刺后，若不注意针刺之禁忌，即便是病情痊愈了，仍可能会有复发的情况。

正确、合理地掌握针刺禁忌，对规避针刺临床风险和提高临床疗效均有重要意义。在《内经》一书中有多个篇章曾提及针刺禁忌及针刺注意事项，其中《灵枢·五禁》与《素问·刺禁论篇》两篇是专门论述针刺禁忌之内容。如《灵枢·五禁》中载曰："黄帝曰：何谓五禁？愿闻其不可刺之时。岐伯曰：甲乙日自乘，无刺头，无发蒙于耳内。丙丁日自乘，无振埃于肩喉廉泉。戊己日自乘四季，无刺腹去爪泻水。庚辛日自乘，无刺关节于股膝。壬癸日自乘，无刺足胫。是谓五禁。"关于针刺禁忌的内容，涉及范围甚广，绝大多数的禁忌均有重要的参考价值。但也有些内容带有时代特色，如男避忌日、女避忌日、九部人神禁忌、九宫尻神禁忌等，这些人神禁忌具有一定时代特色，应当斟酌其合理性。

用日衰而难已。

当所病脏腑在日干五行受制之日进行针刺，因受五行的克制，疾病难以治愈。如心病在癸日，肝病遇辛日，脾病在乙日，肺病遇丁日，肾病在己日，胆病遇庚日等，皆因所病脏腑正气遇受制之日而气衰，此时施以治疗则疾病难以治愈。

孙络①在于肉分，血行出于支里②。

①孙络：细小的络脉，是络脉的分支。

②支里：此指络脉和经脉，源自《灵枢·脉度》所言："经脉为里，支而横者为络。"

细小的络脉分布于肌肉之间，血行于络脉和经脉之中。

闷昏针晕，经虚补络须然。

胸闷、头昏等晕针现象的发生，多为不明针理，气血虚脱而致，通过补本经之络穴可以解决。

痛实痒虚，泻子随母要指。

痛证一般多为实证，痒麻之证多为虚证。其治疗根据脏腑虚实之疾，施以子母补泻之法以达到治疗目的。

想夫先贤迅效，无出于针；今人愈疾，岂难于医。

先贤古人对针刺非常重视，治疗疾病多离不开针刺之法，且多能获得速效。而今人治疗疾病多是求医问药而治，用针灸治疗疾病者甚少。

针灸起源甚早，通过目前所流传下来的中医学中最具有代表性的经典巨著《内经》一书来看，内容是以医学为主题，兼及天文、历数、地理和气象等其他自然科学，堪称丰富多彩。就医学方面来说，有解剖、生理、病因、病理、诊断，以及养生、预防等方面的基础理论的论述，也有论及临床各科具体治病方法的内容。其中，尤以针灸临床方面的论述最为突出、详尽。当时的医学主流是以针灸为主，针灸是天然绿色之疗法，通过天然药物（以比喻人体之穴位）激发经络感传，到达相应脏腑，调整脏腑功能，从而发挥人体自我修复的过程。所以说针灸是最为绿色的疗法，且具有整体性、调整性功能，治疗疾病广泛，作用迅速，诸多病证针到而立效，更重要的是还有强身健体、增强机体抵抗力、预防与保健等作用，因此针灸疗法是迄今为止最为优势的医学方法之一。尤其时下，随着党和国家对中医事业的高度重视，中医文化的大力普及，以及全民文化的提高，越来越多的人开始接受中医治疗，认可针灸疗法。特别是在2010年中医针灸成功入选联合国教科文组织人类非物质文化遗产代表作名录，针灸疗法已成为世界医学里的一颗璀璨明珠，为全世界的人类健康发挥着巨大的贡献。

徐文伯[1]泻孕于苑[2]内，斯由甚速。

[1]徐文伯：南宋时期著名医学家。

[2]苑：蓄养禽兽并种植林木的地面，多为帝王及贵族游玩或打猎的风景林园。

在南宋时期，著名医家徐文伯一次出苑游，通过施以针刺而使一孕妇所孕之双胞胎先后迅速应针而落。

相传宋太子与名医徐文伯一次出苑游，逢一怀孕妇人。太子平时善医术，太子诊之曰：孕一女子。令徐文伯诊之，文伯曰：是一男一女。太子性暴，欲剖腹视之。文伯止曰：臣请针之，令其顺产，于是针合谷补之、三阴交泻之，胎儿应针先后而落，果如文伯之言，一男一女。

范九思[1]疗咽于江夏[2]，闻见言稀。

[1]范九思：宋代嘉祐年间名医，尤善针灸之术。

②江夏：古时郡名，相当于今湖北云梦。

宋代嘉祐年间名医范九思在江夏治疗一诸医医治不愈的咽喉顽疾。

嘉祐年间，江夏太守程公之母突患喉痛，而且生长极快，将要堵塞气道。程公下令只可用药治疗，不能针刺损伤。医者都认为咽喉被堵塞，呼气不通顺，不能用药，即便药能通过咽喉也不能迅速起效，故不能施治。有人来找范九思去治疗，范九思说有药必须磨成末之后，以新笔蘸取点到患处，痈疽即能痊愈。程公取来新毛笔，范九思用笔蘸取点在痈肿处，药到即见紫血立即流出，呼吸逐渐通顺，患病逐渐痊愈。程公赞其神妙，问是何种秘方。范九思说此病是因热毒壅盛，结于喉中，堵塞喉咙，致呼吸不畅，病情危重。但因程公坚持不用针刺，若顺程公之意则必耽误病情，若不从程公意则不能施治。故以小针藏在笔头中，谎称点药，实为用针开痈肿而见效，如果不这样，怎么能见到有紫血流出呢？程公醒悟道，针刺有治急病之神效，在今天得到验证了。

大抵古今遗迹，后世皆师。

古代先贤留下了诸多的针灸医学宝贵遗产，让后世医家继承学习。

王纂①针魅②而立康，獭从被出。

①王纂（zuǎn）：北宋著名医家，海陵人，习览经方，尤善针术。
②魅（mèi）：鬼怪。

北宋名医王纂曾为一女子治一怪病，一针其病立愈。

南朝宋刘敬叔《异苑》一书中载曰：王纂，海陵人。少习经方，尤精针石。宋元嘉中，县人张方女日暮宿广陵庙门下，夜有物假作其婿来魅惑，成病。纂为治之，始下一针，有獭从女被内走出，病遂愈。治病一针而愈是实事，但其内容不可信，是为了渲染其内容色彩而加入了神话内容。

秋夫①疗鬼而获效，魂免伤悲。

①秋夫：即徐秋夫，南朝宋医家，为徐熙之子，善医方精针。

传说徐秋夫夜闻鬼求治腰痛，便扎草人，下针即愈。

据《南史·张融传》载：夜有鬼呻吟声，甚凄怆。秋夫问：何须？答言：姓某，家在东阳，患腰痛死，虽为鬼，痛犹难忍，请疗之。秋夫云：何厝法？鬼请为刍（草人），案孔穴针之。秋夫如言，为灸四处，又针肩井三处，设祭埋之。明日，见一人谢恩，忽然不见。当世伏其通灵。

其故事情节不可信，仅为通过神秘的故事以渲染针灸之神奇，反映了当时人们对针灸术的崇拜。

既而感指幽微，用针真诀。

以上徐文伯、范九思、王纂、徐秋夫所治的医案，在《指微论》中有记载，均是针刺治疗疾病奥妙精深的例证。

孔窍①详于筋骨肉分，刺要察于久新寒热。

①孔窍：穴位。

腧穴分布于筋骨分肉之间，针刺当掌握病位之浮沉、病情之新久、病性之寒热。

穴位中的"穴"是孔隙、孔窍的意思。穴位在《内经》中又称为"气穴""气府""骨空""节""会"等，《针灸甲乙经》则称为"孔穴"。穴位多分布于筋骨之间、筋与筋之间、骨与骨之间、筋脉之间。

《灵枢·官针》言："病浅针深，内伤良肉……病深针浅，病气不泻。"这就是说，病位浅的，针刺太深，反而损伤正常组织；病位深的，针刺太浅，病邪不得散泄，就起不了治疗效果。《素问·刺要论篇》言："病有浮沉，刺有浅深，各至其理，无过其道。"病位浅的则适当浅刺，病位深的就要适当深刺，针刺时必须结合病邪之深浅来考虑，不宜过浅或过深。针刺之深浅还要结合患者的证候性质，证候性质是指疾病之寒热、虚实而言。临床上，一般对热证、虚证宜浅刺，寒证、实证宜深刺。《灵枢·终始》言："脉实者，深刺之，以泄其气；脉虚者，浅刺之，使精气无得出。"《灵枢·根结》也言："气悍则针小而入浅，气涩则针大而入深。"热证气悍，故须浅刺；寒证气涩，故须深刺。

接气通经，短长依法。

接气通经又称通经接气，简称接气法。在相应的经穴行针时，呼吸补泻、提插补泻同施，若针感不能到达病所，则可结合行气和循、摄、按、努等辅助手法加强针感，以达到行气过经、气至病所的针刺效果。根据经脉的长度在行针时须要达到一定时间。

"接气通经，短长依法"是根据《灵枢·脉度》所载的经脉长度，结合《灵枢·五十营》关于"呼吸定息，气行六寸"的说法，提出各经穴的行针时间须达到一定的呼吸次数，促使全经气行通畅，故称为接气通经法。手三阴经脉从胸走手，长三尺五寸，行针时须用七呼吸，使经气行四尺二寸，即超过七寸；

手三阳经脉从手走头，长五尺，行针时须用九呼吸，使经气行五尺四寸，即超过四寸；足三阳经脉从头至足，长八尺，须十呼吸，经气可行八尺四寸，也超过四寸；足三阴经脉从足至腹，长六尺五寸，须十二呼吸，经气可行七尺二寸，也超过七寸。这样，手足三阴经的经气均超过原经脉四寸，手足三阴经的气行均超过原经脉七寸。

后来《金针赋》中将这些内容概括为"手足三阳，上九而下十四，过经四寸；手足三阴，上七而下十二，过经五寸"这一方法，主要强调了四肢经穴的行针，须积累一定的时间，以取得良好的感应。取臂部手三阴经穴，使其作用于胸部，须行针七呼吸；取手三阳经穴，使其作用于头部，须行针九呼吸；取腿部三阳经穴，使其作用于腹部，须行针十二呼吸；取足三阳经穴，使其作用于头部，须行针十四呼吸。经脉短，行针时间可短些；经脉长，行针时间要长一些。

里外之绝，嬴盈必别。

五脏里外虚实不明，针药滥施误用，易致病情加重。

五脏之中，心肺在膈上，通于天气，心主脉，脉主气，外华荣于皮肤；肾脏在下，与地气相通，用来储藏精血，实于骨髓。心肺外绝就会出现皮肤皱缩、毛发脱落，肝肾内绝会出现骨痿筋缓的情况。所以，一定要先明辨里外虚实。

勿刺大劳，使人气乱而神隳[1]。

[1]隳（huī）：毁坏。

针刺时不要针刺大劳之人，若针之则会使气机逆乱、神气毁败。

《素问·刺禁论篇》云"无刺大劳人，无刺新饱人，无刺大饥人，无刺大渴人，无刺大惊人"，此属针刺禁忌的内容。关于针刺禁忌，在《内经》中有诸多内容，对指导针刺有重要的意义，前面也有载述，可参阅。

慎妄呼吸，防他针昏而闭血。

在针刺时呼吸补泻切勿胡乱操作，若乱用则使阴阳运行紊乱，相互交错，就会导致气血运行停顿、闭塞，进而出现晕针的现象。

又以常寻古义，犹有藏机，遇高贤真趣，则超然得悟，逢达人[1]示教，则表[2]我扶危。

[1]达人：在某一领域非常专业、精通、出类拔萃的人，即某方面的高手。

[2]表：表彰，显扬。

历代医家所流传下来的医学文字，理论深奥绝妙，意义隐蕴，内藏玄机，难以探究其奥妙。只有遇到高明贤达之人，才能超然领悟其中的奥秘，深入学习研究。只是遇到针灸名家的教化，才有机会彰显我扶危助人的意图。

男女①气脉②，行分时③合度。

①男女：此指男女老幼与不同的体质。

②气脉：人体的功能状态。

③分时：针刺时的时间、季节。

当针刺时，判定不同个体的功能状态，必须根据时间、季节，以便采用相应的针刺手法。

养子①时刻②，注穴③必须依。

①养子：五行母子相生。

②时刻：古人用铜壶滴漏，将一日昼夜，即十二时辰分为百刻。

③注穴：十二经脉气血，各至本时所注，井、荥、输、经、合共六十六穴。

十二经脉流注是按五输穴遵循五行相生的规律，根据天干、时辰和刻度的变化，有规律地在相应经脉上开穴的一种按时取穴的方法。

养子时刻注穴法，类同于子午流注纳支法开穴中的一日开六十六穴之法，是推算子午流注配穴治病的重要规律之一。每隔24分钟开一个穴位，一个时辰（2个小时）即开井、荥、输、经、合5穴。一天十二个时辰，开60穴，其中6个阳经的原穴则与输穴同开，共计66穴。

今详定疗病之宜，神针法式。

经过详细审定治病的取穴，并确定针刺手法的运用。

广搜难素①之秘密文辞，深考诸家之肘函妙臆。故称庐江②流注之指微，以为后学之模规。

①难素：难，指《难经》一书。素，指《素问》一书，代指《内经》。

②庐江：指庐江县，位于安徽省合肥市南部，地处江淮丘陵地带，境内河流属长江水系。

广泛搜集《内经》《难经》的相关内容，认真考证各家的临床经验及理论精华，在庐江一地对其总结而成《流注指微赋》，以作为后人学习参考的规范使用。

【临床意义】

本赋为何若愚传世的医学著作，是关于子午流注最早的相关文献，阐述的内容较为广泛。该书主要论述了气血流注、按时盛衰等基本理论，并强调了流注针法的重要性，简要叙述了基本取穴原则，还涉及接气通经针法、迎随和呼吸补泻等内容。后世的子午流注按时开穴，是从此逐步发展和完善起来的。本赋还提到了"秋夫疗鬼、九思疗咽"等古代的针灸案例，是为后世之师法。本赋主要内容概括为以下几个方面。

1. 开创了子午流注针法的先河

本赋是目前流传最早的关于子午流注针法的内容，子午流注的特点是按时刺灸。"子午"代表时间，"流注"是指气血流注。本赋首次提出了子午流注的开穴原则和具体方法。本赋对子午流注做了概括性的记载，如"甲胆乙肝，丁心壬水""阴日血引，值阳气流""阴俞六十脏主，阳穴七二腑收""生我者号母，我生者名子""养子时刻，注穴必须依"等论述，这些都是子午流注之纲领性内容，为后世的子午流注发展奠定了基础。

2. 强调了针刺的禁忌及针刺注意事项的重要性

本篇歌赋在多处强调了针刺禁忌及针刺注意事项，如"夺血络者，先俾指而柔""犯禁忌而病复，用日衰而难已""勿刺大劳，使人气乱而神隳""男女其脉，行分时合"。这些均是强调了在不同的情况下的针刺禁忌和针刺时的一些注意事项。

3. 注重辨证运用

通过全篇内容来看，作者十分重视辨证论治，在临证时不仅要区分寒、热、虚、实，以及属脏、属腑的不同，而且还要注重时令、年龄、男女的差异。

4. 注重针刺之深浅

本赋开篇就提出了"观虚实与肥瘦，辨四时之浅深"。通过观察患者形体之肥瘦而能明确针刺深浅不同。根据《内经》《难经》之理论，强调了春夏秋冬四时之气所在部位之深浅不同，应当春夏浅刺、秋冬深刺。

第十三章　九针原始歌及九针主治法歌

【歌赋】

九针原始歌

九针因何而有名，原于天地大数生，
始于一而终于九，天地人时音律星。
风野九九八十一，针应其数起黄钟，
皮肉筋脉声阴阳，齿气九窍关节通。

九针主治法歌

一、镵针主治法歌

镵针即今箭头针，主刺皮肤邪肉侵。
毋令深入泻阳气，邪正相安荣卫均。

二、员针主治法歌

员针取法于絮针，主治邪气侵肉分。
筒身卵锋不伤正，利导分肉邪自平。

三、鍉针主治法歌

鍉针之锐如黍粟，恐其深入伤肌肉。
按脉勿陷以致气，刺之邪气使独出。

四、锋针主治法歌

锋针即今三棱名，主刺瘤邪时气壅。
发于经络瘤不解，泻热出血荣卫通。

五、铍针主治法歌

铍针之锋末如剑，主刺寒热两相搏。

合而为痈脓已成，大脓一泻即时和。

六、员利针主治法歌

员利针形尖如牦，主治虚邪客于经。
暴痹走注历节病，刺之经络即时通。

七、毫针主治法歌

毫针主治虚痹缠，养正除邪在徐缓。
寒热痛痹浮浅疾，静入徐出邪正安。

八、长针主治法歌

长针主治虚邪伤，内舍骨解节腠殃。
欲取深邪除远痹，刺法得宜始可康。

九、大针主治法歌

大针主刺周身病，淫邪溢于肌体中。
为风为水关节痹，关节一利大气通。

　　本歌赋首见于《医宗金鉴》一书，该书是清朝乾隆四年由太医吴谦负责主编的一部汉医丛书。自成书以来，本书就被定为太医院的教科书。《医宗金鉴》一书共分为90卷，是一部综合性中医医书，内容较为完善而又简要。全书采集了上自春秋战国，下至明清时期历代医学的精华。图、说、方、论俱备，并附有歌诀，便于记诵，尤其切合临床实用。本歌赋被列为《医宗金鉴》歌赋中的第一篇。

　　本歌赋摘录于《医宗金鉴·刺灸心法要诀》一书中。

【注解及运用】

九针原始歌

九针因何而有名，原于天地大数生，
始于一而终于九，天地人时音律星。
风野九九八十一，针应其数起黄钟，
皮肉筋脉声阴阳，齿气九窍关节通。

　　《素问·针解篇》云："帝曰：余闻九针，上应天地四时阴阳，愿闻其方，令可传于后世以为常也。岐伯曰：夫一天、二地、三人、四时、五音、六律、七星、八风、九野，身形亦应之，针各有所宜，故曰九针。人皮应天，人肉应地，人脉应人，人筋应时，人声应音，人阴阳合气应律，人齿面目应星，人出入气应风，人九窍三百六十五络应野。故一针皮，二针肉，三针脉，四针筋，五针骨，六针调阴阳，七针益精，八针除风，九针通九窍。"

以上《素问·针解篇》的论述，明确了九针与自然界之对应关系。黄帝问岐伯：听说九针和天地、四时、阴阳是相互对应的，我想听听其中的道理，以便使之流传于后世，作为治疗疾病的法则。岐伯说：第一是天，第二是地，第三是人，第四是四时，第五是五音，第六是六律，第七是七星，第八是八风，第九是九野，人的形体各部分与这些事物是相对应的。针的大小形状及适应证都不同，所以称之为"九针"。人的皮肤如同覆盖万物的天一样，所以皮肤与天相对应；人的肌肉如同厚实的大地，所以肌肉与地相对应；人有动静，而脉搏也有盛衰，所以脉与人相对应；人有十二条经筋起于四肢，好像十二个月组成四季一样，所以筋与四时相应；人的声音包含五音，所以人的发声与自然界五音相对应；人体脏腑的阴阳相互对应，与六律需要协调是相对应的；人的面部七窍与牙齿的分布，与天上七星的排列相对应；人身之气的运行出入于全身，如八风一样充满天地，相互对应；人的九窍及三百六十五络遍布全身，与大地上九野的分布相对应。

本段歌赋简括地说明了九针的起源及命名。关于九针针具的诞生，在《灵枢·九针论》中有较为完整的论述，详尽地论述了九针的起源、命名、形状、用途及禁忌等一系列内容，所以命名为《九针论》。通过该原文就可以窥探九针诞生的原本面貌。

《灵枢·九针论》云："黄帝曰：余闻九针于夫子，众多博大矣，余犹不能寐，敢问九针焉生？何因而有名？岐伯曰：九针者，天地之大数也，始于一而终于九。故曰：一以法天，二以法地，三以法人，四以法时，五以法音，六以法律，七以法星，八以法风，九以法野。黄帝曰：以针应九之数奈何？岐伯曰：夫圣人之起天地之数也，一而九之，故以立九野；九而九之，九九八十一，以起黄钟数焉，以针应数也。"

以上《灵枢·九针论》的这段论述，明确解释了九针的诞生。在这段文字中，黄帝是这样说的：我听到您（岐伯）讲述的九针理论，非常博大精深，也丰富多彩，但是我还有诸多的问题不能够完全理解。请问九针是怎样产生的呢？九针之名又是如何来的呢？岐伯是这样回答黄帝的：九针的产生，取法于天地间普遍的数理关系。天地的数理，从一起始，到九而终止。与这种自然数理相对应：第一种针法取法于天，第二种针法取法于地，第三种针法取法于人，第四种针法取法于四时，第五种针法取法于五音，第六种针法取法于六律，第七种针法取法于七星，第八种针法取法于八风，第九种针法取法于九野。

这时黄帝又问，九针是怎样与自然数理相应的呢？岐伯说：古代的圣人们，创立了自然数理是从一到九，因此就把大地分为九个分野。如果与九相乘，那么就产生了黄钟数（阴阳六律中从黄钟至应钟的三分损益法，就是建立在这九九八十一数理之上，事物内部的演变与发展，都有数理在其中），九针之数就是与此相对应。

一、镵针主治法歌

镵针即今箭头针，主刺皮肤邪肉侵。
毋令深入泻阳气，邪正相安荣卫均。

《医宗金鉴》注：镵针即今箭头针也，主刺邪热病在头身皮肤之证。毋令深入，深则有伤阳气。故必分许浅浅刺之，使邪去而正不伤，荣卫得和，则病除矣。

镵针具有祛泻阳气、清泄邪热的作用，是治疗热病的针具。

《灵枢·九针十二原》曰："镵针者，头大末锐，去泻阳气。"《灵枢·官针》中言："病在皮肤无常处者，取以镵针于病所。"镵针以其特有的构造形态，用于皮表浅刺，疏通皮肤之气，通过人体的皮肤宣散外邪，疏散阳热之邪，使得阳热之邪气通过皮肤而出，以达清泄邪热的功效。正如《灵枢·刺节真邪》所言"凡刺热邪越而沧，出游不归乃无病，为开通乎辟门户，使邪得出病乃已""刺热者用镵针"。针刺热邪之疾，应当把邪气发越于外，而使由热转凉，邪气被排出后，不再发热，疾病就痊愈了。针刺这样的热邪之疾就用镵针施治。在临床用镵针也可治疗局部或脏腑的热病。《素问·针解篇》曰："一针皮。"即用镵针针刺治疗皮肤病变。

古代镵针还能放血，如《素问·刺疟篇》载"胻酸痛甚，按之不可，名曰胕髓病，以镵针针绝骨出血，立已"。

二、员针主治法歌

员针取法于絮针，主治邪气侵肉分。
筒身卵锋不伤正，利导分肉邪自平。

《医宗金鉴》注：员针即絮针也，主治邪气在分肉之间。盖筒身卵锋，利导分肉，能使邪气行而不伤于肌肉之正气也。

员针具有疏通经气以泻分肉间气的作用，是治疗肌肉病变的专用针具。

《灵枢·九针十二原》曰："员针者，针如卵形，揩摩分间，不得伤肌肉，以泻分气。"《灵枢·官针》曰："病在分肉间，取以员针于病所。"《灵枢·九针论》曰："二曰员针，取法于絮针，筒其身而卵其锋，长一寸六分，主治分间气。"通过《内经》各篇章对员针的治疗介绍可知，员针用于病邪在分肉间的病证。分肉间即肌肉之间的缝隙，就是肌肉与肌肉之间或骨与肉之间的缝隙，多为凹陷。

员针的形态构造不宜针刺，其通过按摩分肉之处激发及调节穴位区域的经气，使得患处经脉郁结消散，经气通畅。所以员针有疏通经气的作用。

三、鍉针主治法歌

鍉针之锐如黍粟，恐其深入伤肌肉。
按脉勿陷以致气，刺之邪气使独出。

《医宗金鉴》注：鍉针之锋，如黍粟之锐，主治邪在脉中。不欲深入，只按脉以候气至，刺脉中之邪气，使独出也。若深按陷至肌肉。邪气虽出，而肌肉之正气必伤矣。

鍉针具有祛除邪气、疏通经络的作用，是治疗病在脉的专用针具。

《灵枢·九针十二原》中言："三曰鍉针，长三寸半……鍉针者，锋如黍粟之锐，主按脉勿陷，以致其气。"《灵枢·九针论》曰："三者人也，人之所以成生者血脉也。故为之治针，必大其身而员其末，令可以按脉勿陷，以致其气，令邪气独出。"在《灵枢·九针论》中又言："三曰鍉针，取法于黍粟之锐，长三寸半，主按脉取气，令邪出。"首先明确了鍉针的形状特点。鍉针是模仿黍米的形状及大小而制成，圆而微尖，末端大小在2mm左右。其主要的功用在《内经》一书中言之明确。人之所以能够成长和维持生命活动，有赖于血脉的输给和营养，一旦有了疾病，使得血脉不通，须施以调理，通过专用针具鍉针以治疗血脉病证，用以按摩经脉或按压穴位，疏通经脉，行气活血，引导正气得以充实，使邪气自然外出。

鍉针不刺入皮肤，仅通过按压脉，治疗气虚、病在脉的虚证。

四、锋针主治法歌

锋针即今三棱名，主刺瘤邪时气壅。
发于经络瘤不解，泻热出血荣卫通。

《医宗金鉴》注：锋针即今三棱针，主刺时气温热瘤邪也。凡发于经络中壅瘤不解之病，用三棱针之锋利，以泻热出血，使经络开通，荣卫调和，而壅瘤之疾愈矣。

锋针具有排毒泄热、祛除瘀血的作用，是调节络脉的专用针具。

《灵枢·九针十二原》曰："四曰锋针，长一寸六分……锋针者，刃三隅，以发痼疾。"《灵枢·九针论》曰："四者时也，时者四时八风之客于经络之中，为痼病者也。故为之治针，必筒其身而锋其末，令可以泻热出血，而痼病竭。"《灵枢·九针论》又言："四曰锋针，取法于絮针，筒其身，锋其末，长一寸六分，主痈热出血。"通过《内经》中的详述，就能明确锋针与现代的三棱针相符合。锋针针尖如剑锋，三面有锋棱，针尖锋利以便进针，并有三棱，针刺后开口较大，不利闭合，以使瘀血、邪气能够尽出。以这种特殊的针具治疗，专以刺血而用，通过泻其瘀血，以解顽症痼疾、痈毒及血热之疾病。在《内经》中非常重视刺络放血疗法的运用，书中多达四十多个篇章论述了刺络放血的运用，可见锋针是一种重要的针刺工具，至今临床仍广泛运用，尤其是久治不愈的顽症痼疾，本疗法可谓上乘之法。

古代锋针主要是放血针具，用于刺络放血、泄热，治疗久病痼结者。

五、铍针主治法歌

铍针之锋末如剑，主刺寒热两相搏。
合而为痈脓已成，大脓一泻即时和。

《医宗金鉴》注：铍针之锋末如剑者，主刺寒热相搏，或邪气郁于荣卫，凝滞不通，发为痈疽。其脓已成，用此开之，以取大脓。大脓泻则阴阳和，而痈热愈矣。

铍针具有祛毒排脓、疏通经络的作用，是治疗囊腔痈脓、积水等病变的专用针具。

《灵枢·九针十二原》曰："五曰铍针，长四寸，广二分半……铍针者，末如剑锋，以取大脓。"《灵枢·九针论》曰："五者音也，音者冬夏之分，分于子午，阴与阳别，寒与热争，两气相搏，合为痈脓者也。故为之治针，必令其末如剑锋，可以取大脓。"在《灵枢·九针论》中又言："五曰铍针，取法于剑锋，广二分半，长四寸，主大痈脓，两热争者也。"无论从针具的外形还是其治疗功用来看，这种古代铍针就犹如现代医学外科所用的手术刀，临床主要用于痈、皮肤囊肿等疾病的治疗，其铍针针身锋利较宽，刺入开口大，以利于切开后使脓液彻底外排，使脓液、热毒外出，以达到治疗目的。

古代铍针主要以泻痈脓，或放血、放腹水为用。

六、员利针主治法歌

员利针形尖如牦[①]，主治虚邪客于经。
暴痹走注历节病，刺之经络即时通。

①牦：此处指针细如牦牛尾。

《医宗金鉴》注：员利针，尖其形如牦，员而且锐。主治虚邪客于经络，而为暴痹与走注历节疼痛等病。以此刺之，则经络流通，而虚邪自去矣。

员利针具有舒筋活络、通经止痛的作用，是治疗筋病变的专用针具。

《灵枢·九针十二原》言："六曰员利针，长一寸六分……员利针者，尖如牦，且员且锐，中身微大，以取暴气。"《灵枢·九针论》中言："六者律也，律者调阴阳四时而合十二经脉，虚邪客于经络而为暴痹者也。故为之治针，必令尖如牦，且员其锐，中身微大，以取暴气。"《灵枢·九针论》中又言："六曰员利针，取法于牦，微大其末，反小其身，令可深内也，长一寸六分，主取痈痹者也。"通过对这一针具结构的描述，可知员利针的针尖大如牦尾，且针尖圆而锐利，针身较粗。其外形与毫针相似，但比一般毫针稍粗大，所以其针具就不是用于一般的疾病治疗，多用于"以取暴气"或"痈痹者"。也就是主要用于急性病、痈肿及痹证的针刺治疗。

七、毫针主治法歌

毫针主治虚痹缠，养正除邪在徐缓。
寒热痛痹浮浅疾，静入徐出邪正安。

《医宗金鉴》注：毫针者，因取法于毫毛，故名之也。主刺邪客经络，而为痛痹邪气轻浅者也。凡正气不足之人，用此针刺之，静以徐往，渐散其邪，微以久留，缓养正气，则寒邪痛痹浮浅之在络者，皆可平也。

毫针具有疏通经络、调和气血、扶正祛邪、调和阴阳的作用，治疗作用广泛，可用于相关病证的治疗。

《灵枢·九针十二原》言："七曰毫针，长三寸六分……毫针者，尖如蚊虻喙，静以徐往，微以久留之而养，以取痛痹。"《灵枢·九针论》中言："七者星也，星者人之七窍，邪之所客于经，舍于络，而为痛痹者也。故为之治针，令尖如蚊虻喙，静以徐往，微以久留，正气因之，真邪俱往，出针而养者也。"在《灵枢·九针论》中又言："七曰毫针，取法于毫毛，长一寸六分，主寒热痛痹在络者也。"毫针是九针中的第七种针具，毫针针具细长，犹如毫毛，适宜留针，既可以祛除邪气，又能扶养正气，是九针最常用的针具之一。其运用范围最广，人体各部位、各结构，全身绝大多数穴位均可以毫针针刺。毫针用法较多，治病范围广泛，可用于治疗针灸科的多种病证。

古代九针之毫针与现代新九针毫针，无论在针具的外形上还是治疗功用上均相同。

八、长针主治法歌

长针主治虚邪伤，内舍骨解节腠殃。
欲取深邪除远痹，刺法得宜始可康。

《医宗金鉴》注：长针即今环跳针也。主虚邪深入，内舍于骨，解腰脊节膜之间。凡欲取深远疼痛之邪，必得身长末锋之针，如法以刺之，方能使深邪出，远痹解，而得安康也。

长针具有祛除深邪、疏通经络的作用，是用于治疗深邪远痹的专用针具。

《灵枢·九针十二原》言："八曰长针，长七寸……长针者，锋利身薄，可以取远痹。"《灵枢·九针论》中言："八者风也，风者人之股肱八节也，八正之虚风伤人，内舍于骨解腰脊节腠之间，为深痹也。故为之治针，必薄其身，锋其末，可以取深邪远痹。"在《灵枢·九针论》中又言："八曰长针，取法于綦针，长七寸，主取深邪远痹者也。"通过《内经》中对这一针具的描述，就可以知道其外形特点，针身较长，但是针身较细，其外形与毫针极为相似，只是针具比一般的毫针更长，犹如现代长的毫针。由于针具较长，所以治疗也与一般的毫针不同，临床主要用于"深邪远痹者"。远痹是指病程较久，疾病顽固难愈，或病位深在，多为病情较重的疾病。长针适用于久治不愈的顽症痼疾。

九、大针主治法歌

大针主刺周身病，淫邪溢于肌体中。
为风为水关节痹，关节一利大气通。

《医宗金鉴》注：大针者，即古人之燔针也。凡周身淫邪，或风或水，溢于肌体，留而不能过于关节，壅滞为病者，以此刺之，使关节利，大气通，则淫邪壅于经络，风虚肿毒伤于肌体者，皆可去也。

大针具有利水消肿、通利关节的作用，是用于治疗机关之水的专用针具。

《灵枢·九针十二原》曰："九曰大针，长四寸……大针者，尖如挺，其锋微员，以泻机关之水也。"《灵枢·九针论》中言"九者野也，野者人之节解皮肤之间也，淫邪流溢于身，如风水之状，而溜不能过于机关大节者也。故为之治针，令尖如挺，其锋微员，以取大气之不能过于关节者也。"在《灵枢·九针论》中又言："九曰大针，取法于锋针，其锋微员，长四寸，主取大气不出关节者也。"通过《内经》所述，大针其针尖如杖，粗而且巨，针锋微圆的外形特点。临床主要用于关节有积液的顽症痼疾，有通利关节、通达气机、消除积水的作用。

今人均认为大针是现代所言的火针，但从《内经》中所述来看，现代火针与《内经》所言的"燔针""焠针"相符，并不能够找到大针与火针相符的记载。但从《针灸甲乙经》《针灸大成》《针灸集成》等书的记载来看，大针均属于火针的一种，说明火针针具有多种存在形式，就如现代新九针中的多种火针。

【临床意义】

九针是用于治疗不同疾病的九种针具。九针之诞生有深厚的渊源，古人根据天人相应理论，并通过自然界的微妙变化规律，顺应自然，针对人体各种不同的疾病而逐渐设计制成的九种不同形状的针刺治疗工具，用于不同疾病的治疗。由此可见，九针之诞生对针灸的发展具有重要的意义，所以在《灵枢》的第一个篇章《九针十二原》中，首先对"九针"进行了全面介绍，由此可见其重要性。

本歌赋语言凝练，文字短小精悍，用极其简约的文字将九针的形态构造、主要用途加以概括。通过这短小的歌赋便可明确九种针具的用途，文义直白，通俗易懂，读来朗朗上口，易于记忆，便于推广，对九针的发展、推广起到了十分深远的影响。

第十四章　十二经井荥俞经合原刺浅深歌

【歌赋】

> 出井流荥注为俞，行经入合脏俞原，
> 春宜针荥夏针俞，秋宜针合冬井间，
> 脏病针俞腑病合，脏腑有病皆针原。
> 凡诸井穴肌肉浅，不宜深针自古传。

本篇歌赋首见于清代吴谦所编著的《医宗金鉴》一书中，本歌赋重点论述了五输穴针刺深浅的内容。

本歌赋摘录于《医宗金鉴·刺灸心法要诀》卷一。

【注解及运用】

出井流荥注为俞，行经入合脏俞原。

井、荥、输、经、合、原，是十二经穴中五输穴与原穴的名称。手足阳经则有单独的原穴，手足阴经则无单独的原穴，乃是输原同穴。各经的五输穴从四肢末端起，向肘、膝方向依次排列，并以水流大小的不同名称命名，比喻各经经气自四肢末端向上，像水流一样由小到大、由浅入深的特点。

所出为井，井者如水之出，多位于手足之端，是经气所出的部位；所流为荥，荥者如水之流，多位于掌指或跖趾关节之前，是经气流行的部位；所注为输，输者如水之注，多位于掌指或跖趾关节之后，是经气渐盛的部位；所行为经，经者如水之行，多位于腕踝关节以上，是经气正盛运行经过的部位；所入为合，合者如水之汇，多位于肘、膝关节附近，是经气由此深入，进而汇合于脏腑的部位；原者如水之源，是脏腑原气经过和留止于十二经脉的腧穴，多在腕、踝关节附近。阴经的原穴即本经五输穴的输穴，阳经则于输穴之外另有原穴。

春宜针荥夏针俞，秋宜针合冬井间。

春夏暖而秋冬寒，人体受气候的影响，生理状况也随之有所不同。《灵枢·终始》说："春气在毫毛，夏气在皮肤，秋气在分肉，冬气在筋骨。刺此病者，各以其时为齐。故刺肥人者，以秋冬之齐；刺瘦人者，以春夏之齐。"说明随时令冷热的不同，人的气血也有深浅之不同。

五输穴分主四（五）时，季节不同，选用五输穴的侧重点也不同。根据《难经·七十四难》言："春夏刺井、荥，秋冬刺经、合。"井、荥穴位所在部位肌肉浅薄，而经、合穴所在部位肌肉较丰厚，因而顺应四时之气针刺。这对于临床适当掌握针刺深度有一定的参考价值。但《灵枢·顺气一日分为四时》言："脏主冬，冬刺井；色主春，春刺荥；时主夏，夏刺俞；音主长夏，长夏刺经；味主秋，秋刺合。"与《难经·七十四难》所言不同，《灵枢》是从井主脏病、冬为闭藏之令以应脏来考虑的，当从井穴主开闭通窍的功能上去理解运用。

脏病针俞①腑病合②，脏腑有病皆针原。

①俞：指五输穴之输穴。

②合：指五输穴之合穴。

五脏病一般先取用五输穴之输穴，六腑病一般首选取用五输穴之合穴。五脏六腑病皆可以取用原穴治疗。

《素问·咳论篇》言："治脏者，治其俞；治腑者，治其合；浮肿者，治其经。"因本条出自《素问·咳论篇》，专门论述咳嗽的治疗，阐明了治疗五脏之咳取其输穴治疗，治疗六腑之咳当取用合穴，凡浮肿者当取各脏腑的经穴治疗。本歌赋中的"脏病针俞腑病合"之说，可能就源于此。

但是历代对"治脏者，治其俞；治腑者，治其合；浮肿者，治其经"有不同的注解。如张志聪就此解释言"咳在五脏，当治其俞，五脏之俞皆在于背"，即为背俞穴之义。但多数医家言之为五输穴之输穴，如杨上善对此言"疗五脏咳，宜疗脏经第三输也"，王冰也言"诸脏俞者，皆脉之所起第三穴"。也就是说，此处所指具体腧穴有两种学说，一是指五脏之在足太阳膀胱经的"俞穴"，二是指"脉之所注为俞"。通过文义来看，应当指"脉之所注为俞"，即五输穴之输穴。

关于"治腑者，治其合"也有两种理论观点：一为"脉之所入为合"，即手足三阳经的合穴；二为手足三阳经的下合穴，对此张志聪解释言"合治内腑，故咳在六腑者，取之于合。胃合入于足三里，大肠合入于巨虚上廉"。就其文义来看，此种解释欠妥，应遵从于"脉之所入为合"之用，即五输穴之合穴。

因为本歌赋名称为《十二经井荥俞经合原刺浅刺深歌》，均是指五输穴中的井、荥、输、经、合，故本处所言的"脏病针俞腑病合"仍是指五输穴之输穴和合穴的临床运用。

凡诸井穴肌肉浅，不宜深针自古传。

各井穴都在肌肉浅薄的部位，经气微少，不宜深针针刺。

本句歌赋是言针刺深浅的内容。针刺深浅是针刺的重要内容之一，影响针刺深浅有多个方面因素，如体质强弱，《灵枢·终始》言："凡刺之法，必察其形气。"人的体质有强弱，体形有肥瘦，年龄有老幼，性别有男女，气血有盛衰，在生理功能上各有所异，因此针刺深浅程度也必须根据每个患者的具体情况而适当变通。《灵枢·官针》言："病浅针深，内伤良肉……病深针浅，病气不泻。"《素问·刺要论篇》言："病有浮沉，刺有浅深，各至其理，无过其道。"这说明针刺时还须结合病邪所在部位来考虑，不宜过浅或过深。《难经·七十难》言："春夏者，阳气在上，人气亦在上，故当浅取之；秋冬者，阳气在下，人气亦在下，故当深取之。"以上内容均是影响针刺深浅的因素，可见针刺深浅是针刺的重要内容，因此临床应当重视。本句歌赋则源于《难经·七十三难》："诸井者，肌肉浅薄，气少不足使也，刺之奈何？"这说明针刺之深浅还要根据穴位所在而定，穴位在肌肉浅薄之处当浅刺，穴位在肌肉丰厚部位当深刺，这是针刺深浅最基本的规律。

【临床意义】

五输穴及原穴是腧穴中的重要内容，用好五输穴及原穴是针灸用穴的治疗关键，正如《医学入门》所言"周身三百六十穴，统于手足六十六穴"。因五输穴及原穴的临床重要性，故须合理用好五输穴，因此在《医宗金鉴》中根据五输穴之穴位的特性理论，归纳总结出五输穴的针刺深浅用穴原则。并且用精简的语言加以概括，编撰成歌赋，通俗易懂，合辙押韵，便于记忆，易于推广。本歌赋对五输穴与原穴的针刺运用有重要的指导价值。

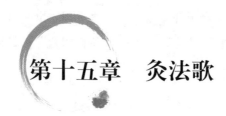

第十五章　灸法歌

【歌赋】

灸法点穴用火歌

点穴坐卧立直正，炷用蕲艾火珠良，
灸病古忌八木火，今时通行一炷香。

灸法早晚次序歌

灸法温暖宜于午，上下阳阴先后分，
脉数新愈不宜灸，欲灸三里过三旬。

灸法大小多少歌

头骨手足皮薄瘦，巨阙鸠尾小少宜，
脊腹脐下皮肉厚，大多方能起痼疾。

灸法调养歌

灸后风寒须谨避，七情过极慎起居，
生冷醇酒诸厚味，惟茹蔬淡适其宜。

灸疮调治歌

灸疮不发气血竭，七日发胀病必除，
发后膏贴防外袭，薄连葱荽净疮污。

灸疮膏药歌

芩连白芷金星草，乳香淡竹当归好，
薄荷川芎与葱白，香油煎药粉成膏。

本歌赋首见于《医宗金鉴》中，该书是清朝乾隆四年由太医吴谦负责主编的一部汉医丛书。

本歌赋摘录于《医宗金鉴·刺灸心法要诀》一书中。

【注解及运用】

灸法点穴用火歌

点穴坐卧立直正，炷用蕲艾①火珠良，
灸病古忌八木②火，今时通行一炷香。

①蕲艾：湖北蕲春之蕲艾，一般认为蕲艾为最佳。

②八木：松、柏、枳、橘、榆、枣、桑、竹。

施以灸法时，坐点穴则坐灸，卧点穴则卧灸，须四肢平直，切不可倾倒，若倾倒穴即不正。施以艾灸，上好的艾灸材料最好选用蕲艾，蕲艾用之疗效最佳。在古代，施灸点火禁用松、柏、枳、橘、榆、枣、桑、竹八木之火，今时之人均用香火灼艾。

灸法早晚次序歌

灸法温暖宜于午①，上下阳阴先后分，
脉数新愈不宜灸，欲灸三里过三旬。

①午：正午，太阳最盛之时。

灸法其作用是温暖其经络，因此最宜在午时太阳最盛之时施灸，可借助自然界之阳气发挥作用。施灸要按照一定的先后顺序进行，若上下皆灸者，先灸上，后灸下；若是阴阳经皆灸者，先灸阳，后灸阴。若脉数有热，新愈气虚者，均不宜灸，恐伤其气血。若要灸足三里者，须在30岁以上，方能灸之，若过早（30岁之前）施灸，因火盛伤目。

灸法大小多少歌

头骨手足皮薄瘦，巨阙鸠尾小少宜，
脊腹脐下皮肉厚，大多方能起痼疾。

头及手足肌肉浅薄，巨阙及鸠尾施灸用小艾炷、炷数宜少。背腰部及腹部肌肉丰厚，宜重灸，可用于治疗顽症痼疾。

灸法调养歌

灸后风寒须谨避，七情过极慎起居，
生冷醇酒诸厚味，惟茹蔬淡适其宜。

施灸后因补其阳气，为发挥疗效作用，要防止风寒入侵，保持良好的情绪，防止情志失调，饮食起居合理，勿食生冷，禁饮酒，少食具有刺激性和肉食之物，宜食用蔬菜之清淡之品。

灸疮调治歌

灸疮不发气血竭①，七日发胀病必除，
发后膏贴防外袭，薄连葱荽②净疮污。

①气血竭：气血衰竭。是对气血衰弱到极尽的描述，为气血大亏。
②薄连葱荽：薄荷、黄连、葱白、芫荽。

若施灸，当发疮而不能发其疮，多是由气血大亏而致，不必复灸，即使再灸也不能愈。7天之后，灸疮发时，脓水稠多，其病易愈。发后贴敷膏药，以防六淫侵袭。若灸疮黑痛、脓汁污秽，乃艾火毒盛，可用薄荷、黄连、葱白、芫荽煎汤，洗之自愈。

灸疮膏药歌

芩连白芷金星草，乳香淡竹当归好，
薄荷川芎与葱白，香油煎药粉成膏。

以黄芩、黄连、白芷、金星草、乳香、淡竹叶、当归、薄荷、川芎、葱白各等分，用香油煎药去渣，再下铅粉熬成膏，专贴灸疮。

以上歌诀内容根据《医宗金鉴》卷八十六的内容整理，本卷内容主要以灸法为主，还包括了《灸难产穴歌》《灸遗精穴歌》《灸痨虫穴歌》《灸痞根穴歌》《灸肘尖穴歌》《灸鬼哭穴歌》《灸中恶穴歌》《灸疝气穴歌》《灸翻胃穴歌》《灸肠风穴歌》《四季针灸坐向歌》等内容。本书仅摘录、整理了具有较高临床意义的内容，以供参考。